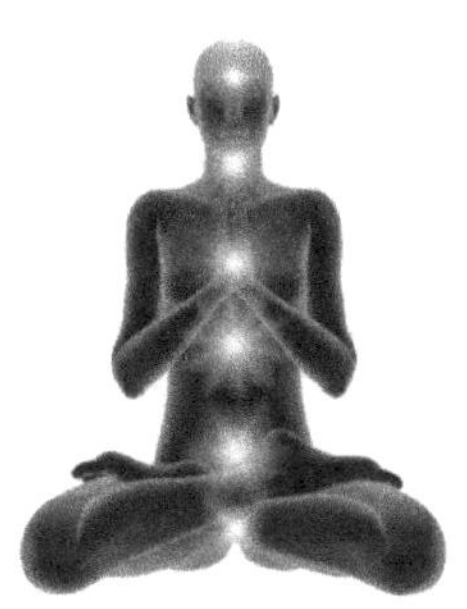

GUARIGIONE DEI CHAKRA

Guida per Principianti: Come Risvegliare e Bilanciare i 7 Chakra, Irradiare Energia Positiva e Guarire Se Stessi.

JOHN J. WILLIAMS

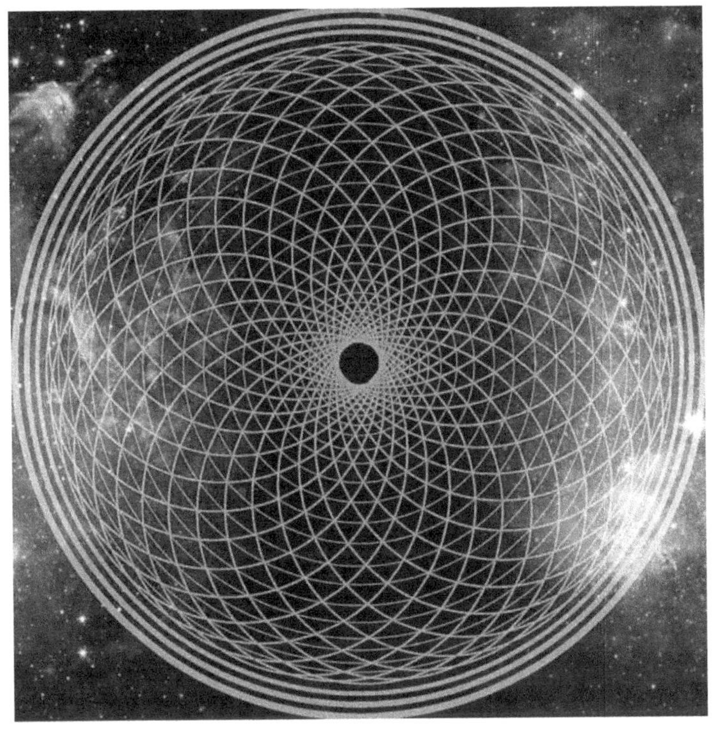

SOMMARIO

INTRODUZIONE

$\mathcal{B}$envenuti in Guarigione dei Chakra: Guida per Principianti: Come Risvegliare e Bilanciare i 7 Chakra, Irradiare Energia Positiva e Guarire Se Stessi! Sono così felice che abbiate scelto di imparare di più sulla potenza del vostro sistema dei chakra e su come lavorare con la guarigione di voi stessi per una vita più felice, più sana e più positiva.

Quanto sai già sui tuoi chakra? Se state leggendo questo libro, allora probabilmente avete molte domande a cui rispondere e siete fortunati perché questa guida è qui per mostrarvi la strada. Ci sono così tanti modi meravigliosi per iniziare a conoscere se stessi, non solo dal punto di vista fisico, ma anche da quello emotivo e mentale.

I chakra sono centri energetici del vostro corpo che controllano quasi tutti gli aspetti del vostro benessere fisico, mentale, emotivo e spirituale. Se questi chakra sono bilanciati nelle loro aree specifiche e ruotano continuamente nei loro cerchi, solo allora vi sentirete in salute. Se qualcuno dei chakra viene distorto, la vostra salute fisica e mentale inizia a risentirne. I chakra controllano il vostro benessere fisico ed emotivo. Non ci si può aspettare di rimanere sani senza avere chakra equilibrati. Per rimanere calmi e sani, è necessario tenere sotto controllo il sistema dei chakra. Se notate qualche sintomo fisico o emotivo, iniziate ad occuparvene. In questo libro conoscerete le basi del sistema dei chakra e come funzionano con le altre ghiandole per stabilizzare il vostro corpo. Scoprirete perché è importante che i vostri chakra siano equilibrati e rilassati. Avrete una breve idea dei disturbi causati dagli squilibri dei chakra. Questo libro è una guida per i principianti che vogliono conoscere il sistema dei chakra; contiene tutte le informazioni necessarie relative ai chakra e ai metodi che potete usare per bilanciarli. Vengono utilizzati diversi metodi per guarire il sistema dei chakra, tra cui lo yoga, la meditazione, la terapia reiki, ecc. È possibile guarire i chakra apportando modifiche al proprio piano alimentare. Si consiglia anche di cambiare lo stile di vita per migliorare la propria salute. I cristalli curativi sono usati per bilanciare i chakra con l'aiuto del loro naturale potere curativo. Questo libro permette ad una persona di conoscere i suoi chakra, di identificare i problemi ad essi correlati, di guarirli facendo esercizi rilevanti, pose yoga, sessioni di meditazione, consumo di cibi, ecc. Per bilanciare i chakra si usano anche musica e suoni diversi. Per avere una vita più felice è importante mantenere i chakra allineati.

CAPITOLO 1: COSA SONO I CHAKRA?

In questo capitolo ci concentreremo sui pro e i contro dei sette chakra principali. Li abbiamo esaminati brevemente, ma conoscerli di più vi darà una comprensione più profonda del perché sono così importanti e perché dobbiamo concentrarci sul mantenere l'energia positiva che scorre. Essi hanno un impatto su ogni aspetto della nostra vita, quindi conoscerli tutti intimamente è esponenzialmente importante.

Inoltre, vi daremo informazioni sui chakra secondari e sull'importanza di ciascuno di essi. Possono aiutarvi a diventare più profondamente connessi con voi stessi e con il mondo che vi circonda. Il flusso di energia attraverso questi chakra è importante quasi quanto il flusso di energia attraverso i nostri sette chakra principali.

Conoscere i vostri chakra individualmente e il ruolo che svolgono l'uno rispetto all'altro può aiutare a mantenere il flusso di energia positiva nella vostra vita. Essere in grado di bilanciarli può avere effetti davvero fenomenali. Mentre i chakra principali sono ciò che dovete sapere prima di tutto, è importante capire che i nostri corpi ospitano più di 120 chakra diversi. Questi sono suddivisi in chakra minori e microchakra.

I chakra minori e i microchakra contengono tutti energia che ha contribuito ad alimentare i nostri chakra maggiori. Non sono così evidenti quando sono sbilanciati nella nostra vita quotidiana, tuttavia, possono portare a blocchi nei chakra maggiori se il flusso non va bene. Una volta che vi siete presi il tempo di conoscere i vostri chakra maggiori e i segni che sono bloccati, sarete in grado di concentrarvi maggiormente su quelli secondari. Questo può davvero aiutare a migliorare il modo in cui le cose vanno nella vostra vita, il vostro stato mentale e il modo in cui gestite le vostre emozioni.

I centri di energia centralizzati nei corpi sono dei chakra. Chakra è in effetti una parola sanscrita che significa "ruota" / "disco" e deriva dalla sua radice "cakra". Le ruote rotanti di energia/luce diventano chakra. Per farci funzionare al meglio, i chakra hanno anche il compito di portare, integrare e diffondere l'energia. Per concetto, i chakra rappresentano i centri di energia all'interno del corpo fisico, che aiuta a controllare tutte le sue funzioni, dalla capacità funzionale di sentire e percepire le emozioni. Dalla base della spina dorsale fino alla sommità della testa, sette chakra si trovano in tutto il corpo. Ogniuno di essi ha la propria frequenza e ampiezza, il proprio colore, e regola particolari caratteristiche che vi aiuteranno a mantenervi in salute. È importante imparare un punto mentre descriviamo il sistema dei Chakra e discutiamo il significato di ciascuno di essi. L'energia produce e include tutti gli esseri viventi. La capacità dei percorsi energetici di funzionare perfettamente è ciò che vi mantiene sani mentalmente, socialmente, internamente e religiosamente. Ci sono ruoli e obiettivi specifici dei sette chakra primari; una volta che tutti i chakra agiscono in congiunzione, il metodo dei chakra funziona meglio.

Le immagini dei sette chakra sono comunemente rappresentate come ruote o fiori di loto in schizzi o illustrazioni di chakra. Ogni chakra può apparire distinto dagli altri. Anche se si potesse vedere intensamente il sistema dei chakra, si potrebbe scoprire che essi inevitabilmente si fonderanno o fluiranno l'uno nell'altro. I chakra sono centri di energia che forniscono un impulso vivo. L'energia non è stagnante, è sempre in movimento. Non solo i chakra possono bloccarsi e sbloccarsi, ma possono anche estendersi e ritirarsi. I confini che si dividono dai chakra vicini diventano distorti quando un chakra si estende. L'alternanza e il colore arancione brillante non sono rari sia per i chakra sacrali che per quelli radicali. Se si canta con il cuore, i chakra del cuore e della gola possono mescolarsi e mostrare bei colori blu-verdi. Un chakra più forte si estenderà anche per accogliere la riduzione complessiva della griglia energetica, mentre un chakra depresso è costretto a chiudersi. Tuttavia, se si estende troppo, non è sicuro per nessun giocatore in una squadra prendere molto oltre il suo giusto limite. Al fine di colmare il divario, un'estensione metterebbe inevitabilmente un peso sulla partnership e l'intera squadra finirebbe per perdere. Nel contesto del sistema dei chakra, ogni volta che i chakra non funzionano in modo efficace, la malattia e il disordine appaiono come una squadra equilibrata.

Chakra primari e secondari

All'interno delle nostre strutture corporee attive, includiamo chakra grandi e piccoli. La malattia sembra essere più probabile che si manifesti se un chakra non funziona correttamente o è distorto. La nostra salute ottimale può avere un impatto sui chakra in tutte le fasi e ne è influenzata. Se siamo sopraffatti, l'intera somma delle risorse per le nostre esigenze non sarà portata a termine. Se non alimentiamo i nostri sistemi con le giuste calorie e minerali, verranno assorbite meno risorse. Se "blocchiamo" le emozioni, come la frustrazione, la depressione, l'ansia, ecc... potremmo inavvertitamente compromettere il nostro trasferimento di energia equilibrata.

I 7 chakra e i chakra secondari

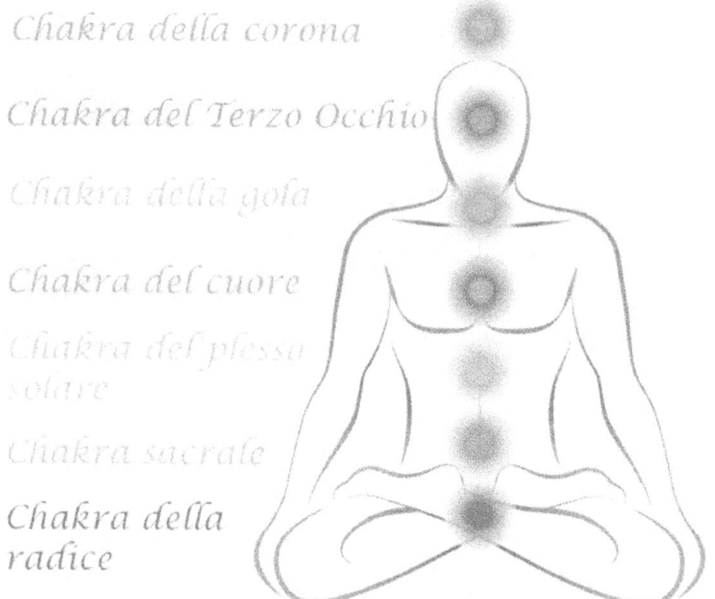

Il Chakra della radice

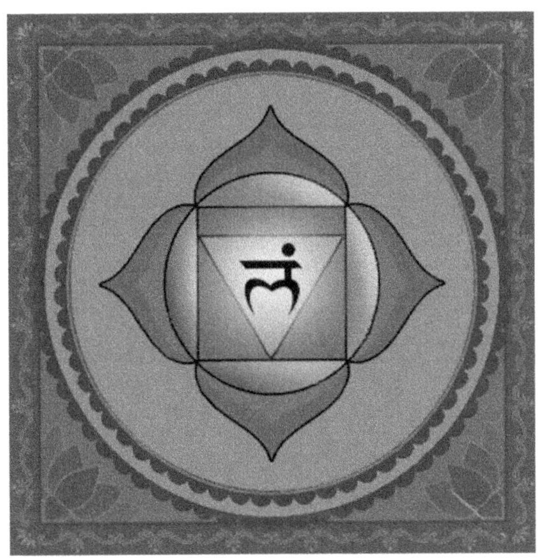

Il primo chakra di cui parleremo è quello che si trova alla base della colonna vertebrale, proprio alla fine del coccige. Questo è il chakra della radice, chiamato anche Muladhara Chakra. Questo chakra è un chakra della materia, questo significa che è di natura un po' più fisica. Questo centro energetico chakra è il nostro primo chakra, è il punto di partenza del nostro flusso di energia. Esso è inoltre uno dei primissimi che si forma all'inizio della vita, è uno dei più critici. Si basa su una delle nostre prime domande istintive che sono: "Appartengo a questo posto?

Ovviamente, come neonati, non ci poniamo questa domanda in modo cognitivo, viene posta, tuttavia, a livello concettuale. Quando iniziamo a considerare questo chakra, ha perfettamente senso, perché è il centro della nostra sopravvivenza. Il nostro chakra radice è ciò che avvia il nostro cervello a congelare, fuggire o combattere in una situazione di sopravvivenza. Anche da bambini, percepiamo il mondo che ci circonda. Questo chakra governa la nostra natura animalesca. È il nostro senso di sopravvivenza attraverso il gusto e l'olfatto. La nostra percezione più elementare del mondo che ci circonda è comunemente chiamata "radicazione". Se avete mai visto un bambino infilarsi qualcosa in bocca e annusarlo, è il chakra della radice che sta usando per aiutarlo a capire le cose.

Noi istintivamente grufoliamo in giro alla ricerca di cibo e questo viene fatto con la bocca e l'olfatto. Nel corso del tempo, i bambini non avranno più bisogno di cercare, ma saranno in grado di trovare l'oggetto che stanno cercando abbastanza facilmente. Questo accade quando il bambino ha trovato la prima semplice affermazione di appartenere alla sua famiglia e a questo mondo. La loro sopravvivenza è importante e sarà sostenuta dal mondo e da chi gli sta intorno. È importante considerare lo sviluppo di questo chakra. Può iniziare con dei blocchi in base alla situazione in cui è stato portato un bambino. Se i vostri genitori fossero affettuosi e vi fornissero tutto il necessario per sopravvivere facilmente alla vita, è probabile che vi sentireste al sicuro nel mondo che vi circonda. Questo porterà al fatto che il vostro chakra delle radici sarà aperto e pronto a trasferire energia positiva in tutto il vostro corpo. Tuttavia, se siete stati cresciuti in una famiglia dove i vostri bisogni non erano facilmente soddisfatti in termini di amore, cibo, acqua e affetto, potreste avere un chakra delle radici bloccato fin dall'inizio. Questo chakra di sopravvivenza ha un ruolo nella stabilità, nella sicurezza e nei bisogni fondamentali della vita, aiuta a metterti a terra. Questo chakra fondamentale può aiutarvi a diventare impavidi. Quando i vostri bisogni di base vengono soddisfatti, compresi quelli emotivi e fisici, vi accorgerete che questo chakra è in equilibrio. Per quanto riguarda il nostro corpo fisico, il chakra è in associazione con i nostri muscoli, le ossa, le ghiandole, i reni e il sangue che scorre attraverso il lato sinistro del nostro cuore. Inoltre, è legato alle sostanze nutritive e all'ossigeno che fluisce nei tessuti del nostro corpo.

Come potete vedere, questo chakra è associato a molte delle nostre funzioni e caratteristiche corporee più elementari. Il legame che viene fornito dal nostro chakra radice tiene insieme i nostri sistemi energetici e il mondo fisico. È veramente la base della nostra energia. Questo chakra ci fornisce la motivazione di cui abbiamo bisogno per mantenere uno stile di vita sano e i nostri bisogni più basilari come mangiare, dormire e procreare. Dal punto di vista mentale, ha un ruolo importante nell'aiutarci a capire a chi apparteniamo, i livelli di autostima e l'integrità. La connessione con la terra che sentiamo proviene dal nostro chakra delle radici. Ci aiuta a lavorare attraverso l'avventura della vita. Se si verifica un blocco in quest'area, le proprie ambizioni verso la vita saranno dannose. Potreste sentirvi insicuri a causa di un evento traumatico o potreste avere la sensazione di non appartenere più a questo mondo. Quando c'è un equilibrio nel vostro chakra delle radici e l'energia può fluire liberamente, il vostro senso di appartenenza sarà accresciuto.

Le scelte che fate e le azioni che intraprendete, vi faranno sentire eccezionalmente sicuri. Non avrete comportamenti autolesionisti, anzi, vi accorgerete che la vostra autostima è alle stelle. I vostri stati d'animo mentali ed emotivi saranno migliori anche quando l'energia fluirà liberamente attraverso il vostro chakra delle radici. La concentrazione e il pensiero chiaro saranno molto più facili. Sarete in grado non solo di fissare nuovi obiettivi, ma anche di stabilire facilmente le priorità. Emotivamente, i vostri sentimenti verso l'amore e la passione saranno aperti e disponibili. Vi troverete più determinati e più entusiasti di affrontare le sfide che vi si presentano. Quando cercate di essere coraggiosi, attingere all'energia del vostro chakra delle radici vi permetterà di esserlo. Scoprirete che sopravvivere ai momenti più difficili della vita è un po' più facile quando il vostro chakra è chiaro. La connessione che sentirete tra voi stessi e le energie spirituali che vi circondano è più predominante. Non è raro che i vostri chakra radicali diventino sbilanciati. Essi portano un sacco di peso e praticamente tutti avranno un blocco in un punto o nell'altro. Possono essere alcuni dei blocchi più critici da eliminare. Il chakra della radice è la nostra prima fonte di energia, è ciò che alimenta il resto dei nostri chakra. Pertanto, quando si verifica un blocco del chakra della radice, questo influirà certamente su tutto il resto. Il nostro chakra della radice gioca un ruolo anche nei modelli che vediamo nel corso delle generazioni. Sia che si pensi ai disastri naturali, alla guerra o ad altre situazioni che causano minacce alla nostra sopravvivenza, è registrato nel nostro corpo sottile a causa del chakra della radice. Le nostre vite si assumono questa responsabilità in modo da poter imparare dal passato. Tutti i nostri chakra lavorano insieme e sono collegati. Se si scopre che uno è fuori equilibrio, è probabile che un altro ne sia influenzato.

L'equilibrio del vostro chakra radice è una delle cose più importanti che potete avere. Quando hai bisogno di stabilità, questo chakra te lo permetterà. Senza eliminare un blocco del vostro chakra radice, non sarete mai in grado di eliminare il blocco che si trova negli altri. È sempre vantaggioso iniziare dall'inizio, il vostro chakra della radice.

Chakra sacrale

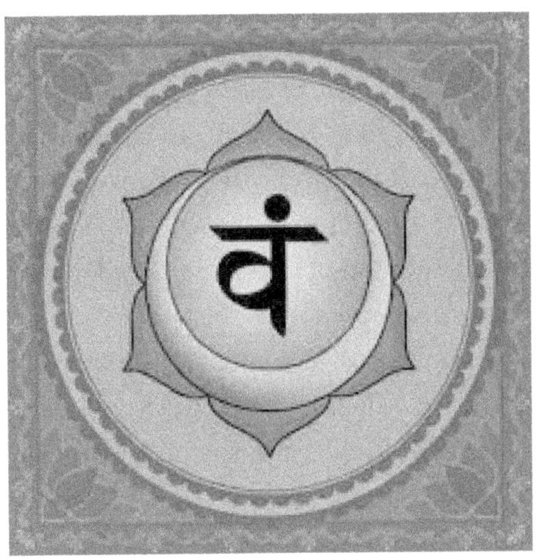

Il secondo chakra, che risale la colonna vertebrale, è il chakra sacrale, conosciuto anche come Svadhisthana. Questo chakra regola la connessione che si ha con il mondo fisico attraverso le emozioni e i processi mentali. Esso detiene il potere sul modo in cui ci relazioniamo con coloro che sono al di fuori della nostra famiglia ed è ciò che alimenta le nostre relazioni. Questo chakra ospita anche l'esplorazione in molte sfaccettature diverse. Per quanto riguarda la vostra sessualità, le relazioni e le scelte che fate, questo chakra detiene la chiave. Infatti, ha un ruolo nella maggior parte delle cose che riguardano le relazioni. Quando abbiamo bisogno di cambiare il nostro mondo fisico, questo chakra fa la sua parte. Non solo scoprirai che ha un ruolo nelle tue relazioni, ma anche nella nostra capacità di seguire l'autorità. Inoltre, ci aiuterà a capire dove si trovano i nostri interessi e a scoprire relazioni che sono veramente soddisfacenti. Mantenere questo chakra ben bilanciato aiuta a incoraggiare relazioni sane per tutta la vita. Uno degli obiettivi principali del nostro secondo chakra è quello di permettere alle persone di capire di cosa godono veramente nella vita. Dai nostri hobby alla nostra vita sessuale, questo chakra gioca un ruolo importante. La vostra identità è incentrata su di esso. Nel mondo fisico, il modo in cui rispondi alle questioni più seducenti a portata di mano è influenzato da questo chakra. Pertanto, trovare un blocco in quest'area potrebbe portare a problemi con il gioco d'azzardo, la droga, l'alcol o altre situazioni negative. Quando si ha un forte senso di sé e una sana visione di chi si è realmente, è probabile che il secondo chakra sia in equilibrio. Trovare di avere la capacità di correre un rischio e poi riprendersi da esso se le cose vanno male è anche un buon segno che questo chakra sta fluendo come dovrebbe. Il chakra sacrale dà a tutti noi il potere di capire e usare i nostri talenti naturali. Ci aiuta a realizzare le cose della vita che stiamo cercando e a condurre la vita che stiamo veramente cercando. La lezione che ci dà è che tutte le relazioni con cui siamo coinvolti hanno un vero scopo. Possono non essere sempre utili e spesso possono essere abbastanza dolorose; tuttavia, accadono tutte per un motivo. Le relazioni dolorose in cui ci troviamo sono tutte lezioni da imparare e possono darci grandi informazioni sui limiti che abbiamo dentro di noi. Il nostro secondo chakra ci aiuta a capire che abbiamo la capacità di creare il nostro futuro, di costruire la vita che vogliamo. Indipendentemente dal fatto che stiamo cercando di formare una nuova relazione o di iniziare un nuovo progetto, questo chakra è ciò che ci dà il potere di farlo. Inoltre, ci dà la possibilità di fare la scelta che ci porterà nella direzione in cui ci stiamo sforzando di andare.

Se stai sperimentando un blocco con il tuo secondo chakra, ci sono una varietà di cose diverse che puoi fare per aiutare a liberarlo e permettere all'energia positiva di fluire. Questo chakra vuole che tu sia creativo. Danzare sotto la pioggia è un modo in cui molte persone aiutano a purificare un chakra sacrale bloccato. Inoltre, tenere un diario può aiutare a cancellare questi tipi di blocchi, poiché vi permetterà di affrontare le vostre emozioni negative o le situazioni negative che stanno attualmente circondando la vostra vita.

Chakra del plesso solare

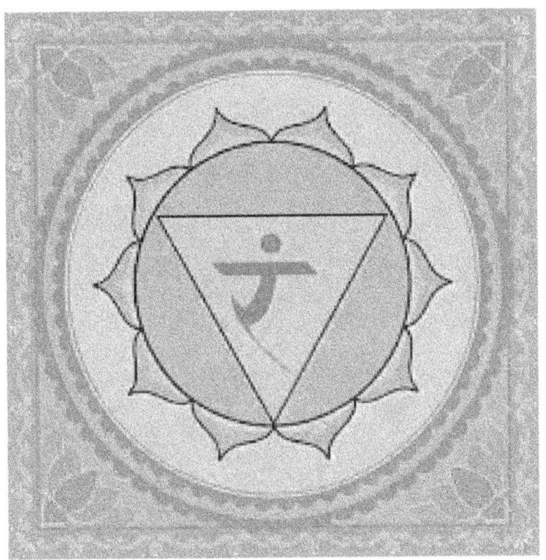

Il nostro terzo chakra è il plesso solare, conosciuto anche come Manipura. Si trova nella parte superiore del nostro stomaco, proprio dove si trova il nostro diaframma. Questo chakra è associato alla nostra forza di volontà e ci permette di essere responsabili delle nostre azioni e di prendere il controllo quando necessario. Il nostro intelletto è anche associato al terzo chakra. Le nostre opinioni nei nostri sistemi di credenza derivano dalle sue energie. Quando stabiliamo la direzione della nostra vita attraverso il processo decisionale, possiamo attribuirla alle energie che provengono dal chakra del plesso solare. Questo ci fornirà chiarezza quando prendiamo delle decisioni e aiuterà la nostra personalità a svilupparsi nel corso del tempo. Oltre a tutto questo, la nostra fiducia, così come la nostra autodisciplina, proviene da questo chakra. L'indipendenza che otteniamo nel corso della nostra vita deriva dal sano flusso delle energie del nostro chakra del plesso solare, ha davvero un impatto su diversi aspetti della nostra vita quotidiana.

Quando si cerca lo slancio per andare avanti nella propria vita, questo chakra deve essere aperto. I vostri desideri, così come le vostre intenzioni sono più facilmente realizzabili quando questo chakra ha un flusso libero di energia positiva. Se ti senti come se non sapessi in quale direzione sta andando la tua vita, probabilmente stai sperimentando un blocco del tuo terzo chakra. Questo chakra riguarda davvero il potere di un individuo, ci fornisce il coraggio che ci serve per uscire dalla nostra zona di benessere. Un buon esempio di questo è parlare per se stessi anche in una situazione scomoda. Inoltre, quando si usa la forza di volontà per superare una sfida e mantenere il controllo di se stessi, questo chakra è ciò che aiuta quell'impresa. Parliamo molto del potere personale che questo chakra fornisce. È importante notare che questo non è il potere che si ha sulle altre persone, ma la padronanza del potere di sé. È la capacità di controllare i vostri pensieri, così come le vostre emozioni. Inoltre, superare le proprie paure e agire indipendentemente dalla situazione sono modi che aiutano a promuovere il potere personale. Quando scopriamo che il nostro senso di sé è nel momento del bisogno, questo chakra ci darà la capacità di gestirlo, è come una luce luminosa di positività. Ci dà fiducia in noi stessi e la vera capacità di rimanere sulla strada che abbiamo scelto per noi stessi.

Nel complesso, questo chakra è in sintonia con la nostra personalità, il nostro ego, la creatività e l'intelletto. Se avete mai incontrato qualcuno che svolge molto bene il ruolo della vittima, è probabile che abbia a che fare con un blocco del suo chakra del plesso solare. Questo tipo di persone tende ad avere una visione pessimistica della vita e penseranno di essere maltrattati o trattati male da coloro che li circondano. Questo tipo di blocco nel flusso di energia di una persona può essere un grosso peso. Può togliere loro tutta la fiducia in se stessi e, a sua volta, fargli condurre una vita che non è fedele al loro vero io. D'altra parte, un blocco può anche mostrarsi da parte di una persona che sovracompensa nel modo più grandioso. Potrebbe essere visto come arroganza o narcisismo quando, onestamente, all'interno, c'è un problema serio e alcuni importanti problemi di immagine di sé. Quando ci sforziamo troppo di adattarlo, di solito lo percepiamo. Non si dovrebbe cercare di essere altro che se stessi.

Eliminare un blocco al tuo chakra del plesso solare può darti la capacità di essere sicuro di chi sei e in cosa credi senza sembrare arrogante. Una volta che un blocco al chakra del plesso solare è stato eliminato, questi tipi di comportamenti vanitosi non saranno più necessari. Anche se ci sarà orgoglio nella realizzazione, i risultati saranno l'unica ricompensa di cui qualcuno con un chakra del plesso solare aperto ha bisogno. Aiuterà a costruire la fiducia e permetterà al flusso positivo di energia di continuare. Lo yoga e la danza sono ottimi modi per eliminare il blocco del vostro chakra del plesso solare. Inoltre, anche andare a caccia di nuove esperienze può essere d'aiuto. Quando usciamo dalla nostra zona di benessere, la nostra fiducia può essere seriamente rafforzata. Questa spinta di fiducia può aiutare a rimuovere qualsiasi blocco con cui si ha a che fare.

Chakra del cuore

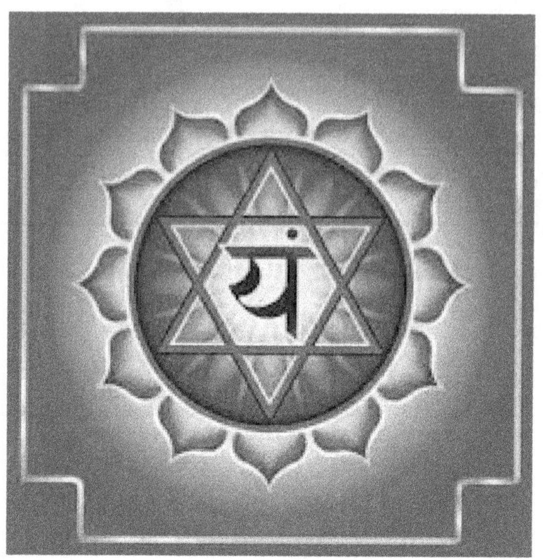

Il prossimo è il chakra del cuore, giustamente chiamato chakra del cuore. Il suo nome è dovuto alla sua posizione. In sanscrito è conosciuto come Anahata. È associato all'amore, alla bellezza e alla compassione. Siamo in grado di trasformarci grazie all'energia che questo chakra ci fornisce, è il vero ponte tra le nostre aspirazioni spirituali e quelle fisiche. Non è sorprendente che il nostro chakra del cuore si trovi al centro del nostro petto. È importante notare che tutti i nostri chakra corrono lungo la colonna vertebrale; quindi, anche se questo è chiamato chakra del cuore, in realtà non si trova proprio sopra l'organo stesso. È, tuttavia, nelle immediate vicinanze. Il nostro chakra del cuore ha una pletora di significati diversi e di parti della nostra vita a cui è in sintonia. L'amore che abbiamo per gli altri e per noi stessi è regolato da questo chakra.

Inoltre, la nostra capacità di relazionarci con le altre persone è dovuta all'energia che questo chakra ci fornisce. Anche il governo delle nostre relazioni è indicativo di questo chakra. Molti dei sentimenti che proviamo, come l'empatia, la compassione, l'accettazione e il perdono, sono tutti legati al chakra del cuore. Se si pensa alla posizione di questo, ha senso che questi tipi di sentimenti siano coinvolti con l'energia che emana. Questi sono solo alcuni dei molti sentimenti che il chakra del cuore aiuta a navigare. Il chakra del cuore è anche associato al cambiamento. Quando viviamo grandi trasformazioni nella vita, è questo chakra che gioca il ruolo principale. Ci fornisce la capacità di affrontare il dolore e di mantenere un senso di pace anche quando stiamo attraversando situazioni tumultuose. Aiuta a portare equilibrio quando si attraversa un terreno roccioso sia mentalmente che emotivamente. Quando questo chakra è aperto e l'energia fluisce liberamente, è probabile che ci si senta estremamente connessi con il mondo che ci circonda. L'energia che può essere percepita ovunque sarà notata e le vibrazioni positive saranno assorbite. La capacità di apprezzare quanto sia bello tutto ciò che vi circonda verrà molto più facilmente di quanto lo sarebbe se aveste un blocco di questo chakra. Il chakra del cuore è davvero la nostra connessione con tutte le cose. È sotto l'elemento dell'aria, quindi è comunemente associato al vento, al respiro e al movimento. Il flusso della tua vita e il flusso di energia sono fortemente influenzati dal chakra del cuore. Grazie alla sua posizione e alla sua connessione con l'elemento aria, l'associazione fisica di questo chakra è con i polmoni e il nostro sistema cardiaco.

Ovviamente, queste aree si basano sulla respirazione e sull'aria per funzionare al loro massimo livello. Quindi, è facile capire perché il chakra del cuore va di pari passo con questa zona del nostro corpo. La maggior parte dei nostri chakra sono monodimensionali; tuttavia, il chakra del cuore è multidimensionale. Quando lo si immagina, bisogna guardarlo come se andasse dalla parte anteriore del petto attraverso il centro di te stesso e finisse attraverso la parte posteriore della nostra spina dorsale tra il pezzo inferiore delle nostre scapole.

La posizione di ogni chakra è importante quando ci si concentra sulla rimozione dei blocchi. Questo chakra è anche il collegamento tra i nostri chakra superiori e inferiori, è davvero il centro delle cose. Mentre ognuna di queste energie è separata, lavorano tutte insieme e quando sono aperte sono in armonia. In termini di connessione e di relazioni, tutto riguarda il chakra del cuore. È quanto siamo aperti nel dare, così come nel ricevere l'amore e l'energia che alimenta le nostre emozioni. Un chakra del cuore bloccato avrà un forte impatto negativo sulle nostre relazioni. Quando il nostro chakra del cuore è in equilibrio, saremo facilmente in grado di vedere la bellezza che ci circonda. Ci fornisce la capacità di accettare il cambiamento ed è aperto a idee diverse. Aiuta a mantenere il contatto con il mondo che ci circonda. Inoltre, un chakra a cuore aperto porterà a una vita molto più appagante. Se scoprite che il vostro chakra del cuore non è in equilibrio, gli esercizi di respirazione sono uno dei modi migliori per aiutare a ristabilire l'equilibrio. Prendere il tempo per godersi la natura, le arti o le persone a cui tieni veramente può anche promuovere lo scioglimento di un blocco del chakra del cuore. Trovare attività che nutrano veramente la vostra anima aiuterà anche a far riequilibrare questo chakra e a far sì che l'energia positiva continui a fluire.

Chakra della gola

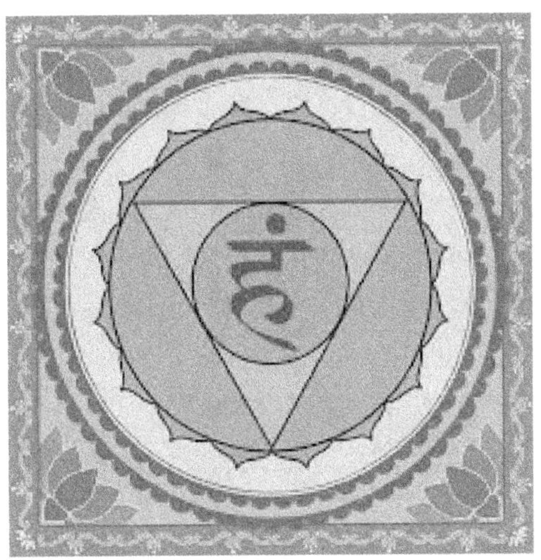

Il quinto chakra è il chakra della gola, è conosciuto anche come Vishudda in sanscrito. Il significato di questa parola è "puro". Questo chakra è sotto l'elemento del suono ed è responsabile del modo in cui ci esprimiamo e del modo in cui comunichiamo con gli altri. Ovviamente, dal suo nome, è probabile che si possa intuire che si trova all'altezza della gola. Nel nostro corpo fisico, questo chakra è collegato alla lingua, alla mascella, alla bocca, e alla faringe. Molti scoprono che è anche collegato al nostro collo, così come alle nostre spalle e alla tiroide. Questo chakra, come il chakra del cuore, è multidimensionale, è visto come se andasse dalla parte anteriore della nostra gola fino alla parte posteriore. Ci sono molte caratteristiche comportamentali e psicologiche a cui questo chakra è associato. La nostra capacità di esprimerci in modo veritiero è regolata da questo chakra. Esprimere ciò che credi sia vero non è sempre facile, ma se il tuo 5° chakra è chiaro, sarà assolutamente più facile. Questo chakra è anche molto associato alla comunicazione. Questa è la nostra comunicazione verbale, così come la nostra comunicazione non verbale. Non solo, è comunicazione interna e comunicazione esterna. Quindi, come potete vedere, se avete difficoltà di comunicazione a qualsiasi livello, è probabile che soffriate di un blocco del vostro chakra della gola. Il momento della nostra vita può essere estremamente difficile, ma quando tutto sembra accadere nel momento giusto, è probabile che l'energia che scorre attraverso il vostro 5° chakra non venga inibita. Può aiutarci a realizzare il nostro scopo nella vita e il nostro scopo nella vita degli altri. Permettere ai nostri ideali di diventare realtà è un'altra componente del chakra della gola. Il chakra della gola consiste nel darvi la possibilità di esprimere voi stessi. Sia che si tratti di creatività o di vocalizzare i vostri pensieri sul vostro scopo nella vita, un chakra della gola sbloccato vi aiuterà a mettere il vostro vero intento nel mondo. Questo chakra ha una vera connessione con il chakra sacrale. Come si è detto, il secondo chakra è responsabile della creatività, oltre che delle emozioni. Il nostro chakra della gola ci aiuta a esprimere queste emozioni e a diffonderle nel mondo. Questo rende la connessione tra questi due centri energetici facile da vedere. Una connessione spirituale è anche una delle funzioni principali del chakra della gola.

Quando il chakra della gola è aperto, può aiutarci ad allineare la realtà con la spiritualità. Può fornirci informazioni sulle altre dimensioni del nostro corpo. È un punto critico per assicurarsi che il flusso di energia attraverso il nostro sistema di chakra rimanga chiaro. Se si verifica un blocco del chakra della gola, ci sono diverse cose che si possono fare per aprirlo. C'è una varietà di diverse pose yoga come il ponte, il cammello, l'aratro e i pesci che aiutano ad aprire questo chakra. Inoltre, molte persone trovano che il canto può aiutare a liberarsi dal blocco del chakra della gola. Se cantare non fa proprio per voi, canticchiare su una melodia preferita può avere lo stesso effetto. Un altro modo per gestire un blocco del vostro chakra della gola è parlare apertamente con persone di cui vi fidate. Essere onesti nelle cose che si dicono e lavorare su qualsiasi questione possa essere a portata di mano può davvero incoraggiare il flusso positivo di energia attraverso questo chakra. Può essere difficile dire cosa vi passa per la testa, ma finché siete cauti e vi preoccupate dei sentimenti degli altri, è sempre la strada migliore da seguire.

Chakra del Terzo Occhio

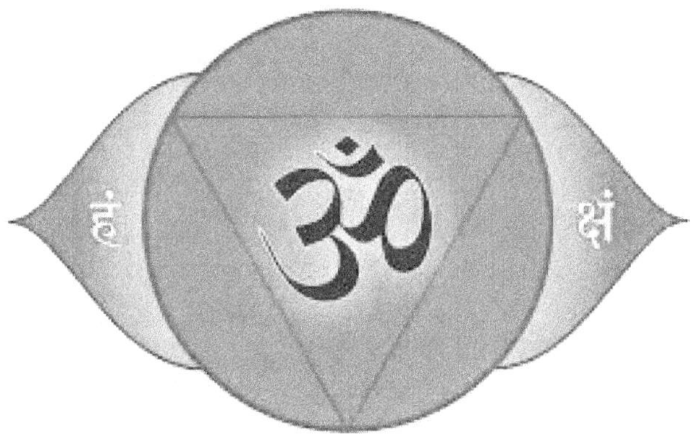

Il penultimo chakra che dobbiamo approfondire è il terzo chakra dell'occhio che si trova sulla nostra fronte tra le sopracciglia. La lungimiranza e l'intuizione sono i centri di questo chakra; ci fornisce l'apertura e la capacità di usare la nostra immaginazione. Anja è il nome comune di questo chakra in sanscrito. Questo chakra è una combinazione di ogni elemento, spesso considerato in associazione con l'elemento supremo, che è semplicemente la forma pura di ogni elemento. Si tratta di un chakra estremamente potente e che dobbiamo conoscere a livello intimo. Il terzo chakra dell'occhio ci permette di vedere oltre ciò che i nostri occhi possono vedere. È il nostro sesto senso e contiene la chiave del vero risveglio per molte persone. Molte immagini raffigurano la posizione di questo chakra come se fosse al centro della fronte; tuttavia, questo non è esattamente giusto, è solo leggermente al di sopra del ponte del naso in posizione.

La posizione dei nostri chakra è importante quando lavoriamo nelle pratiche di meditazione per eliminare i blocchi e assicurarci che le nostre energie fluiscano liberamente. Fisicamente, questo chakra è associato al nostro sonno e ai nostri tempi di veglia. È il centro della nostra capacità di prestare attenzione e ci permette di percepire diversi livelli di luce. Dato che il suo posizionamento è vicino sono i nervi ottici, è anche responsabile delle stimolazioni e dei cambiamenti nella nostra visione. Come si è detto, questo chakra ha un ruolo in ciò che vediamo, ma ha anche un ruolo importante nella nostra intuizione. Siamo in grado di percepire i cambiamenti di energia e i cambiamenti all'interno del nostro regno grazie all'energia che questo chakra rilascia. È veramente associato a una buona varietà di caratteristiche psicologiche e comportamentali. Anche le capacità psichiche di una persona sono legate a questo chakra. Può aiutare nella chiaroveggenza e nel raggiungere stati mistici come la proiezione astrale. È la nostra connessione con l'incitamento, l'intuizione e la saggezza. Quando ci sentiamo motivati ad essere creativi e ci sentiamo ispirati da ciò che accade intorno a noi, è probabile che questo chakra abbia un'energia positiva che fluisce attraverso di esso senza alcun blocco. Spesso la realtà ci colpisce in faccia. Tuttavia, a volte, è molto più sottile, e il nostro terzo occhio ci permetterà di vedere ciò che accade in senso fisico e metafisico. Sottili cambiamenti nelle energie si noteranno a causa di questo chakra. La percezione di noi stessi e del mondo che ci circonda è resa possibile grazie a questo chakra.

Le cose non fisiche intorno a noi saranno più facili da percepire quando il flusso di energia verso questo chakra sarà chiaro. Può rendere molto difficile descrivere a qualcuno ciò che si sta notando, ma a voi, internamente, sarà chiaro. Molti scopriranno che queste "visioni interiori" sono sfocate o difficili da distinguere, mentre altri saranno in grado di metterci il dito sopra abbastanza chiaramente, ma questo dipende dalla persona e dalla situazione. I blocchi di questo chakra sono molto comuni e possono richiedere molta attenzione per mantenere l'energia che fluisce liberamente. La meditazione è un ottimo modo per trovare la concentrazione necessaria per vedere oltre il regno fisico delle cose. Mettere la nostra attenzione su questo chakra può fornirci la comprensione del modo in cui dobbiamo vivere per diventare il nostro migliore sé. Aprire il terzo occhio non deve essere difficile e ci sono una varietà di modi collaudati per aiutarvi a realizzarlo. Uno dei modi migliori per farlo è trovare il silenzio nella propria mente. Questo è tipicamente fatto attraverso la meditazione. Il silenzio aiuterà ad elevare il vostro sesto senso e a migliorare le nostre capacità psichiche. Questo può metterci più in sintonia con l'ambiente circostante e con noi stessi.

Un altro modo di realizzare questo compito è quello di diventare un po' creativi. Raccogliendo un nuovo hobby o iniziando un nuovo progetto artigianale, permetterà alla nostra ispirazione di fluire liberamente. Quando usiamo spesso la creatività come ispirazione, ci permette di lasciar andare la nostra mente razionale. Le cose tendono ad essere un po' più tranquille all'interno, permettendoci così di aprire il nostro terzo occhio. Quando il nostro terzo occhio è aperto e l'energia fluisce liberamente, vedremo l'impatto sulla nostra vita quotidiana. Ci si arricchira' delle sottigliezze che ci circondano e diventeremo piu' saggi di prima. Il nostro intuito diventerà migliore e, a sua volta, il nostro processo decisionale sarà più solido. Ci sarà meno ansia e un livello più alto di connessione spirituale all'interno del sistema di credenze di ogni persona.

Chakra della Corona

L'ultimo chakra da discutere è il chakra della corona. Si trova nella parte superiore della nostra testa. Ci permette di accedere a diversi stati di coscienza al di là del mondo fisico. Quando si cerca di entrare in contatto con l'universo, questo chakra è ciò che vi permetterà di farlo. In sanscrito, è indicato come Sahasrara e si traduce in "mille petali". Fisicamente, questo chakra è associato alla nostra ghiandola pituitaria e aiuta a regolare il nostro sistema endocrino. Ovviamente, a causa della sua posizione, è anche associato al nostro cervello e al nostro sistema nervoso. È profondamente connesso al chakra della radice, ciò è dovuto al fatto che l'inizio e la fine sono sempre in connessione tra loro. Le caratteristiche di questo chakra sono legate alla coscienza. È la nostra consapevolezza di uno scopo superiore e di tutto ciò che troviamo sacro. È anche associato alla saggezza. Il chakra della Corona è veramente spirituale e può aiutarvi a formare connessioni con poteri superiori.

Il chakra della Corona ci darà anche la possibilità di realizzare i modelli della nostra vita. Alcuni di questi schemi possono limitare il nostro successo e quando ci rendiamo conto che questo sta accadendo, ci può permettere di liberarci da questo tipo di catene. Si scopre anche che questo chakra è associato a sentimenti di felicità, estasi e buona volontà. Quando l'energia fluisce liberamente attraverso questo chakra, saremo in grado di superare i limiti che abbiamo di fronte, che siano interne o esterne, non importa. La nostra consapevolezza di noi stessi, così come delle persone intorno a noi e dell'universo, sarà più chiara che mai quando il vostro chakra della Corona non soffrirà di un blocco. Quando vi sentirete illuminati e chiari su ciò che sta accadendo intorno a voi, è abbastanza sicuro che il flusso di energia verso il vostro chakra della Corona non sarà bloccato. Quando questa energia fluisce liberamente, probabilmente vi sentirete come se foste felicemente connessi a tutto ciò che vi circonda. Questo è sia in senso fisico che spirituale; è veramente una porta d'accesso alla spiritualità e alla coscienza dentro di noi. La nostra connessione con l'universo può sentirsi minacciata quando c'è un blocco a questo chakra. Potreste sentirvi abbastanza depressi o come se foste in uno stato di nebbia se state sperimentando un blocco qui. Per eliminare questi blocchi ci vorrà un po' di tempo, ma è assolutamente possibile ed estremamente importante. Uno dei modi migliori per gestire un chakra della Corona bloccato è la meditazione. La meditazione guidata può essere estremamente importante perché può aiutarti a concentrarti sulla spiritualità che è legata a questo chakra. A molte persone piace immaginare una luce brillante che si riversa dentro o dalla cima della loro testa. Può riempire tutto il vostro corpo e aiutarvi a connettervi a ciò che vi circonda. I mantra durante la meditazione possono anche essere veramente utili per eliminare il blocco del chakra della Corona.

Il sistema dei Dodici Chakra

Ora che abbiamo passato un po' di tempo ad esaminare le informazioni in associazione con ciascuno dei 7 chakra, daremo un'occhiata ai chakra secondari, chiamati anche chakra minori. Anche se questi chakra non sono così predominanti come i principali, sono responsabili di specifiche pratiche mentali. I nostri chakra secondari danno energia ai 7 chakra principali. L'energia che forniranno i chakra maggiori a quelli minori sarà basata sulla loro posizione. Il numero di chakra minori che si trovano nel nostro corpo dipende dal sistema di credenze che si segue. Il più delle volte il numero concordato in termini di chakra minori è di 21. Tuttavia, altri credono che ci siano solo 12 chakra minori all'interno del corpo umano. I nostri chakra secondari sono facili da trovare in termini di ubicazione.

Prendiamoci un momento e guardiamo i diversi chakra minori e dove trovarli.

- Due dei nostri chakra minori si trovano nelle orecchie.
- Due si trovano nei nostri seni.
- All'intersezione dell'osso della clavicola ci sono altri due chakra minori.
- Troverete un chakra minore al centro del palmo di ogni mano.
- Troverete anche un chakra minore in mezzo alle piante dei piedi.
- Ognuno dei nostri occhi ha un chakra situato proprio sopra di esso.

- Che sia maschio o femmina, un chakra minore si trova vicino ai nostri organi riproduttivi.
- Il fegato contiene un chakra secondario.
- Lo stomaco contiene un chakra secondario.
- Due chakra possono essere situati all'interno della milza.
- Dietro ognuna delle nostre ginocchia c'è un chakra minore.
- Un chakra secondario si trova nella ghiandola del timo.
- Uno si trova anche nel nostro nervo vago.
- L'ultimo chakra secondario si trova vicino al plesso solare.

È importante notare che i nostri chakra minori aiutano ad alimentare i chakra maggiori. Sono di dimensioni più piccole, ma spesso sono considerati altrettanto importanti. Come notato, a seconda della filosofia che sta alla base del vostro sistema di credenze, potreste scoprire che ci sono solo 12 chakra minori piuttosto che ventuno. Tuttavia, ventuno è la credenza più popolare. Se credete nel sistema dei 12 chakra, allora state guardando cinque chakra aggiuntivi rispetto ai 7 principali di cui abbiamo appena parlato. Quando si crede nel sistema dei dodici chakra, ci sono solo cinque chakra secondari e sono potenti quasi quanto i sette principali. Prendiamoci un momento e rivediamo cosa sono questi chakra secondari e dove si trovano. Per prima cosa, c'è il chakra della stella terrestre. È l'ottavo del corpo umano. Si trova proprio sotto il nostro primo chakra, il chakra della radice. Aiuta a fornire la terra e il potere ad ogni persona. L'energia che ha fluisce facilmente al nostro chakra della radice. Il prossimo è il 9° chakra ed è chiamato il chakra lunare. Si trova proprio sopra il chakra della Corona. Ovviamente, il potere di questo chakra viene dalla luna. È condiviso con il chakra della Corona e può aiutare a connettersi con il regno spirituale. Il decimo chakra è il chakra solare, si trova sopra il chakra lunare. In realtà non fa parte del nostro corpo, ma è appeso sopra la nostra testa. Aiuta a fornire energia a ogni singolo chakra partendo dall'alto per poi scendere verso il basso. Si dice che fornisca l'energia di cui abbiamo bisogno per vivere la vita. Dopo il chakra solare, abbiamo il chakra galattico. È il numero 11 nel sistema dei 12 chakra. Vive anche al di fuori del nostro corpo.

Molti sperimentano che possono accedere a questa energia attraverso le mani sui loro piedi. È collegato a tutti i principali chakra. Infine, abbiamo 12, il chakra universale. È pieno di energia che aiuta a riunire le forze., si trova al di sopra di tutti gli altri chakra sia maggiori che minori. Esso fornisce un grande senso di unità e ci aiuta ad essere consapevoli di ciò che accade intorno a noi. Fornisce energia a tutti i chakra che si trovano all'interno del nostro corpo. È importante capire che oltre ai chakra secondari, ci sono anche altri microchakra. Alcuni trovano che ci sono in totale più di 100 diversi chakra situati nel nostro corpo. Questi centri di energia giocano tutti un ruolo importante nel mantenere la nostra vita soddisfacente ed equilibrata. Anche se abbiamo fornito solo una piccola quantità di informazioni sui chakra secondari, è importante capire che c'è una pletora di informazioni disponibili su questo argomento.

Inoltre, c'è una vasta gamma di informazioni disponibili sui microchakra e l'impatto che possono avere sui nostri chakra secondari, così come sui nostri chakra primari. Imparare le informazioni sui chakra principali è il punto di partenza più importante. L'approfondimento delle proprie conoscenze può solo aiutare a mantenersi il più possibile in sintonia con se stessi. È anche importante notare che ci sono alcuni grandi grafici che mostrano l'esatta posizione di ciascuno dei chakra maggiori, minori e micro. Questi possono essere facilmente indicati quando si cerca di concentrarsi su un singolo chakra. A volte, una rappresentazione visiva può aiutarci a concentrarci sul compito di eliminare un certo blocco durante la meditazione. Una cosa che non abbiamo discusso in questo capitolo è che ogni chakra ha un colore e un'immagine associata ad esso. Queste informazioni possono essere utili quando si cerca di bilanciare i chakra. Ne parleremo brevemente nel capitolo seguente quando discuteremo come bilanciare e aprire i vostri chakra per migliorare la vostra vita.

CAPITOLO 2: LA SCIENZA DIETRO I CHAKRA

L'antico sistema vedico descrive i chakra come i centri energetici. Crede che la nostra esistenza non sia semplicemente sotto forma di questo corpo; noi esistiamo anche su diversi altri livelli. Il sistema vedico dice che esistiamo almeno su altri due livelli allo stesso tempo. Oltre al nostro corpo fisico, c'è anche un corpo energetico che esiste intorno al nostro corpo fisico e poi il corpo spirituale che circonda tutto il resto. Gli scienziati hanno trovato davvero difficile credere a questo fatto, ma è stato dimostrato in modo definitivo ora che c'è un campo di aura intorno a noi. C'è una tecnologia disponibile che permette di cliccare sulle immagini di quest'aura anche dopo che abbiamo lasciato quel luogo. Il campo energetico è così forte che lascia la sua impronta anche dopo aver lasciato quel luogo. Da qui diventa ancora più interessante. L'aura non solo rappresenta la vostra presenza fisica, ma fornisce anche una corretta descrizione del vostro stato mentale ed emotivo.

Ciò significa che se vi sentite tristi e scoraggiati, si rifletterà nella fotografia dell'aura indipendentemente dalla facciata che presentate sotto forma di sorriso fasullo. Il vostro corpo energetico è molto più preciso nel rappresentare il vostro stato mentale ed emotivo. L'energia gioca un ruolo molto importante nella nostra vita. Mentre la scienza e la tecnologia moderne hanno mantenuto la loro attenzione interamente sulla fisicità e sulla materia, per secoli i saggi e i veggenti orientali sono stati impegnati a guardare dentro di sé. Credevano che non ci fosse solo sangue e ossa nel corpo umano. I saggi credevano che anche se avessero progettato qualcosa che potesse essere fatto funzionare esattamente allo stesso modo delle funzioni del corpo umano, non avrebbe acquisito caratteristiche e poteri umani. Oltre alla funzione meccanica del corpo umano, c'è l'energia che fa funzionare questo corpo, ed è indistruttibile. I Veda proclamarono migliaia di anni fa che l'anima è indistruttibile e incorruttibile, questo corpo è semplicemente un portatore. L'anima cambia il corpo come si cambia un vecchio vestito. Chiamavano questa energia "Prana". Prana in sanscrito significa vita o energia vitale universale. Questo prana detta tutte le funzioni meccaniche ed emotive del corpo. I Veda descrivono questo sistema energetico come molto elaborato in natura. Dicono che questa energia scorre lungo il sistema nervoso del corpo.

Ci sono 72000 principali 'nadi' o nervi che portano il 'Prana' in tutto il corpo. La rete di distribuzione dell'energia è così elaborata che, per un migliore controllo, è divisa in 114 sotto-stazioni chiamate chakra. Pertanto, il numero effettivo di chakra nel nostro corpo è di 114 in totale. Di questi 2 chakra, 114 sono fuori dal corpo. Ciò significa che non sono fisicamente presenti all'interno del nostro corpo. Non abbiamo bisogno di fare nulla di specifico per mantenere questi 2 chakra in equilibrio. Finché tutti gli altri chakra sono in equilibrio, questi 2 chakra lavoreranno innsieme. I restanti 112 chakra sono ulteriormente divisi in 7 gruppi. Questi gruppi controllano vari aspetti del nostro sviluppo fisico, emotivo e spirituale. Sotto ogni chakra maggiore ci sono 16 chakra minori. C'è un malinteso popolare secondo cui i chakra si trovano fisicamente all'interno del corpo. Questo non è corretto. In realtà, non c'è nulla di fisico nei chakra.

La parola "Chakra" in sanscrito significa ruota. Ora, come abbiamo già detto, il Paranà scorre attraverso i nostri centri nervosi. I principali punti d'incontro delle nadi attraverso cui il Prana segue sono conosciuti come chakra, ma essi non sono circolari. Al contrario, i nervi di solito si incontrano incrociandosi. I punti di giunzione sono, quindi, sempre triangolari. Tuttavia, l'energia come la conosciamo scorre, è in forma fluida. Quindi, nei punti di giunzione, quando le energie provenienti da varie fonti si incontrano, creano un vortice rotatorio di energia. Acquisisce una forma circolare, e si muove, ed è per questo che viene chiamato chakra. Tutto nel corpo è strettamente connesso. I 112 chakra o i punti di giunzione formano un collegamento diretto tra loro. Rimangono in una rete. Tuttavia, non c'è niente come una ruota che funziona dentro di te. Non troverete ruote libere dentro di voi come ce ne sono in un orologio. Il punto in cui la confluenza dell'energia è molto potente si chiama chakra. In questo modo, ci sono 112 punti del genere nel corpo. Tuttavia, ci deve essere un sistema per regolare questo flusso di energia in modo appropriato. I centri di potere dell'energia che possono regolare il flusso di energia all'interno del nostro corpo. Questi centri di potere sono i 7 chakra principali e si trovano all'esterno del corpo. La posizione dei chakra si trova accanto alla spina dorsale.

Ci sono sette punti principali che si dice siano le posizioni dei chakra. Le posizioni non si basano su supposizioni. Ogni chakra principale influenza una ghiandola endocrina e un gruppo di nervi chiamato plesso. Le ghiandole endocrine sono ghiandole senza condotti che hanno il potere di influenzare la maggior parte delle funzioni del corpo attraverso la produzione di messaggeri chimici noti come ormoni. Il plesso può trasmettere messaggi direttamente alle regioni colpite. Pertanto, i chakra possono dominare ogni aspetto del vostro essere senza nemmeno essere fisicamente localizzati all'interno del corpo. Ogni chakra ha una forte associazione con una ghiandola endocrina e un plesso o un gruppo di nervi. Questo dà loro il completo meccanismo di controllo del corpo. I 7 chakra possono influenzare fortemente la vostra salute fisica, emotiva, mentale e spirituale allo stesso tempo. Molte persone che conoscono un po' i chakra e sono state affascinate dai poteri di uno specifico chakra commettono l'errore fatale di considerare questi chakra entità separate. Sebbene ogni chakra abbia la sua influenza su una specifica ghiandola endocrina e centro nervoso, è strettamente connesso agli altri chakra. Lavorare semplicemente su un chakra non farà altro che complicare i chakra, poiché ciò disturberà il delicato equilibrio energetico. Per esempio, i tre chakra inferiori del corpo vi connettono fortemente al vostro corpo. Essi vi mantengono concentrati sugli obiettivi materiali e sull'autoconservazione. I tre chakra superiori sono fortemente connessi all'intellettualismo e alla spiritualità. Essi Cercano sempre di liberarvi dal desiderio di autogratificazione e di autoconservazione. Tuttavia, anche se volete acquisire una conoscenza spirituale, il vostro chakra radice deve essere aperto, attivo ed equilibrato.

Senza un chakra della radice funzionante, non si può avere un chakra della corona funzionale, poiché il primo chakra è la scala che porta al secondo chakra e verso l'alto. Non è possibile né saltare i chakra né bypassarli. L'energia attraverso il sistema nervoso centrale fluirà e trasmetterà senza problemi solo quando tutti i chakra funzionano in armonia. Indipendentemente dal tipo di poteri che si desidera o dal chakra su cui ci si vuole concentrare, è molto importante che tutti i chakra del corpo rimangano attivi, aperti ed equilibrati.

CAPITOLO 3: LE RAGIONI DEL BLOCCO O DELLO SQUILIBRIO DEI CHAKRA E IL MODO IN CUI ESSI INFLUISCONO SULLA TUA VITA

1 chakra sono corpi di energia sottile. I sette chakra come li conosciamo non sono dentro il nostro corpo, e quindi non vengono davvero bloccati. Tuttavia, ogni chakra maggiore rappresenta 16 chakra minori che sono presenti all'interno del corpo. È il blocco in quei chakra che porta al blocco energetico complessivo. Per sviluppare una chiara comprensione, è molto importante che si comprenda la causa del blocco. Prima di questo, è anche importante capire chiaramente l'"energia". Tutti i sistemi energetici credono all'unanimità che ci sia una certa forza che scorre all'interno e ci fa funzionare. Questa energia è conosciuta con diversi nomi come Chi, Qui, o Ki. Nel sistema IndianPranic, questa energia è conosciuta come 'Prana' o forza vitale. I Veda dicono che su milioni di nervi, ci sono 72000 nervi principali che facilitano il flusso di questo prana in tutto il corpo. Questo prana scorre attraverso questi nervi in 112 giunzioni cruciali nel corpo, e queste giunzioni sono conosciute come 'chakra'. Questi chakra sono molto importanti perché influenzano direttamente il flusso di energia fisica, emotiva, intellettuale e spirituale all'interno del corpo. Tuttavia, poiché influenzano il flusso di queste energie, questi chakra possono anche essere influenzati da varie pressioni fisiche, emotive, mentali e spirituali.

Pertanto, il flusso di energia pranica nel vostro corpo o prana può essere influenzato a causa di problemi emotivi, fisici e mentali.

I chakra hanno una forte influenza su queste aree, ma anche l'aspetto fisico dei chakra può esserne influenzato. È possibile che qualsiasi chakra si intasi fisicamente. Se il vostro corpo subisce un qualsiasi tipo di danno fisico, questo porterà all'intasamento dei chakra, poiché il flusso di prana ne sarà influenzato. Il prana è un'energia sottile che scorre nel vostro corpo, proprio come il sangue scorre nelle vostre vene. Se la vostra mente è disturbata, ostacolerà anche il flusso di questa energia sottile. Il prana in questi casi si concentra maggiormente sulla risoluzione dei problemi mentali, e il suo flusso ne viene influenzato. Allo stesso modo, anche i problemi emotivi hanno un impatto molto forte sul flusso regolare del prana nel corpo.

Pertanto, se si soffre di qualche malattia cronica o si è stati in costante sofferenza fisica, avrà un impatto profondo su questo flusso di energia pranica. È una cosa molto naturale. La tradizione vedica crede nella risoluzione della causa e non nel trattamento del sintomo. Se iniziate la vostra missione di correggere i vostri chakra in questa fase, avrete molto poco successo anche dopo un lavoro molto duro. Il motivo è semplice: la causa del blocco dei chakra nel vostro corpo rimarrebbe inalterata. Dovrai prima affrontare il problema fisico.

Le ragioni principali del blocco dei chakra sono, tuttavia, più emotive che fisiche. Alcuni dei problemi comuni che causano il blocco dei chakra o lo squilibrio energetico nei chakra sono:

- Problemi emotivi irrisolti
- Risentimenti a lungo termine

- Incapacità di rilasciare emozioni negative o incapacità di trovare l'uscita
- Stress
- Ansia
- Paura
- Programmazione affrontata durante la crescita
- Restrizione autoimposta
- Abuso
- Eventi traumatici passati
- Emozioni represse
- Stress eccessivo sulla madre mentre il bambino non era ancora nato

L'ultimo punto può sembrare strano, ma vi stupirebbe sapere il numero di persone che hanno bloccato i chakra perché le loro madri erano sotto forte stress quando erano ancora nel grembo materno. Questo è uno dei motivi principali per cui ci si aspetta che le madri rimangano felici e senza stress. Il loro stato emotivo e mentale influirà direttamente sui loro figli. Un'altra ragione principale per il blocco dei chakra è la nostra abitudine di mettere le nostre piccole gioie per il domani.

Mentre lottiamo per la nostra istruzione, il nostro lavoro e la nostra carriera, fissiamo una data successiva per essere felici. Potreste conoscere alcune persone che dicono che si divertiranno quando andranno in pensione e quindi lavorano più di quanto dovrebbero nel presente. Mettono in gioco tutta la loro felicità. I ragazzi ipotecano la loro felicità attuale per un periodo in cui passano vittoriosi. Tutte queste cose portano a emozioni represse. Non ce ne rendiamo conto, ma queste cose mettono sotto pressione la nostra energia pranica. Il sangue scorre continuamente nelle vene. Non si può rimandare a domani. Hai continuamente bisogno di respirare e di inalare Prana Vayu o aria. Non si può rimandare a un giorno successivo. Allo stesso modo, anche il prana scorre continuamente e non può essere messo in attesa. Tuttavia, c'è una grande differenza tra sangue e prana. Il sangue è fluido e fisico, e ha un meccanismo per spingerlo ad un ritmo costante, mentre il prana è energia. Il flusso della vostra energia dipenderà dal vostro stato mentale ed emotivo. Se vi sentite felici e stabili, il flusso di energia sarebbe buono e forte come l'energia sarebbe eccitata. Tuttavia, quando ci sono molte emozioni represse, stress, ansia e dolore, questa energia pranica si abbasserebbe e il flusso diventerebbe scarso. Questo causerà una bassa energia.

Il motivo per cui ci concentriamo solo su 7 chakra principali e non sui 112 chakra minori è solo questo. Non avrete un sistema per capire quale chakra sta affrontando la bassa energia e non avrete alcun meccanismo per affrontare quel chakra in modo tempestivo ed efficace. I 7 chakra principali sono collegati ai 112 chakra attraverso le ghiandole endocrine. Le ghiandole endocrine sono ghiandole senza condotti, in quanto hanno la capacità di influenzare le funzioni corporee attraverso messaggeri chimici chiamati ormoni. Questi 7 chakra influenzano anche i centri nervosi cruciali che sono collegati ai 112 chakra minori.

I sette punti dei chakra maggiori agiscono semplicemente come punti di agopressione nel corpo che possono aiutare a portare questo cambiamento in movimento. Ci sono diverse cose che si possono fare per prevenire il blocco dei chakra o per ridurre al minimo le possibilità di tali blocchi:

- Cerca di rimanere gioioso.
- Vivi il presente, non rimandare la tua felicità al domani.

- 🧘 Cercare di affrontare i problemi emotivi irrisolti il più presto possibile.
- 🧘 Non serbare rancore verso gli altri, se non puoi fare altro, perdonali e vai avanti.
- 🧘 Non rimanere incastrato nelle cose. Porta via un sacco di energia pranica.
- 🧘 Cercate di liberare quanta più energia negativa possibile.
- 🧘 Fate regolarmente la meditazione; vi aiuterà ad affrontare la maggior parte di questi problemi.
- 🧘 Fare yoga o altri esercizi simili.
- 🧘 Rimanere fisicamente attivi.
- 🧘 Fatti curare per i problemi fisici e non ignorare il dolore cronico.
- 🧘 Prendere provvedimenti per ridurre lo stress e l'ansia nella vita.
- 🧘 Chiedete aiuto per affrontare gli eventi traumatici del passato nella vostra vita.
- 🧘 Superare il passato.
- 🧘 Imparare a lasciarsi andare e andare avanti il più velocemente possibile.
- 🧘 Cercate di portare gioia nella vita degli altri, l'energia positiva e le benedizioni degli altri possono aiutare molto a portare equilibrio nella vostra energia pranica.

Il blocco dei chakra è un disturbo energetico, e può accadere per una serie di ragione non c'è motivo di agitarsi. La cosa importante da fare è affrontare questi problemi e ripristinare l'equilibrio energetico nella vita. La maggior parte di noi continua a dare la colpa agli altri per i problemi che abbiamo. Dimentichiamo che il dolore che sopportiamo non è causato da loro, ma dal rancore che proviamo nei loro confronti. Smettiamo di cercare di superare quel dolore o quel disagio perché vogliamo serbare quel rancore o aumentarne l'intensità, ci farà ancora più male e non influirà nemmeno un po' su quella persona. È molto importante imparare l'arte di perdonare e andare avanti. L'energia dei chakra è reale, e ha manifestazioni fisiche; finché continuerete a trattarlo come un concetto mitico, non potrete ottenere i suoi benefici. Provate a vederla in termini reali e pratici, e tutto ciò che riguarda i chakra si rivelerebbe vero.

CAPITOLO 4: SIGNIFICATO DI BILANCIAMENTO E RISVEGLIO DEI CHAKRA

Il bilanciamento dei chakra e il risveglio sono due cose diverse. C'è molta confusione su entrambi i concetti, e di solito sono confusi e persino usati in modo intercambiabile. Questo capitolo vi aiuterà a chiarire la confusione. Ci sono diversi stati in cui i Chakra possono trovarsi nel vostro corpo:

Chakra aperti: Sei dei sette chakra si aprono nel vostro corpo con il tempo, è un processo naturale. Esiste tuttavia un'età prestabilita per l'apertura dei chakra.

	Chakra	Orientamento	Temi centrali	Identità	Anni
1	Chakra della radice	Autoconservazione	Sopravvivenza	Identità fisica	Fino a 1 anno
2	Chakra sacrale	Auto gratificazione	Sessualità	Identità emotive	Fino a 2 anni
3	Chakra del plesso solare	Autodefinizione	Forza	Identità dell'io	Fino a 5 anni
4	Chakra del cuore	Accettazione di sè	Amore	Identità sociale	Fino a 8 anni
5	Chakra della gola	Espressione di sé	Comunicazione	Identità creativa	Fino a 12 anni
6	Chakra del terzo occhio	Auto riflessione	Intuizione	Identità archetipica	Adolescenza
7	Chakra della corona	Auto conoscenza	Consapevolezza	Identità universale	In base all'esperienza

Pertanto, vedrete che sei chakra su sette hanno il loro tempo impostato per aprirsi. L'età indicata nella tabella qui sopra è l'età di sviluppo di questo chakra o sistema energetico. A partire da questa età il sistema diventa funzionale. Questo significa che se vuoi lavorare sul chakra della gola all'età di 4 anni, potresti non ottenere un grande successo. Non è impossibile aprire questo chakra prima, ma è data l'età ottimale di sviluppo di un chakra specifico. Solo il settimo chakra non ha una specifica età di sviluppo. È un chakra esperienziale, ed è sempre presente. Dovrete raggiungere quel livello di coscienza per aprirlo.

Chakra attivi: Un'altra grande preoccupazione è che i chakra siano attivi. Un chakra attivo è quello attraverso il quale avviene un flusso costante e sano di trasferimento di energia. Questo avviene generalmente nella maggior parte dei chakra fino a quando non vengono bloccati per un motivo specifico. Tuttavia, i chakra possono non trasferire energia in modo molto attivo. Con il tempo, lo stress, le emozioni represse, il livello di trasferimento di energia scende. Per essere considerato un chakra attivo, deve avere il livello ottimale di trasferimento di energia in atto. Anche i chakra ostruiti facilitano un certo grado di trasferimento di energia. Questo non li rende veramente attivi. Un chakra attivo è quello attraverso il quale il trasferimento di energia avviene rapidamente.

Risvegliare i chakra: È il processo di ripristino del flusso di energia in un chakra. Quando un chakra è rimasto dormiente per un tempo molto lungo, il processo di renderlo attivo è noto come risveglio.

Chakra bloccati/intasati: I chakra bloccati o ostruiti sono quelli in cui il flusso di energia non avviene correttamente. I chakra possono essere bloccati o intasati per una serie di ragioni. Problemi emotivi, mentali e fisici possono portare al blocco o all'intasamento dei chakra. Tali problemi possono essere risolti attraverso il bilanciamento dei chakra.

Guarire/equilibrare i chakra: La guarigione dei chakra è il processo di ripristino dell'equilibrio energetico in un chakra. Ci possono essere diversi modi per guarire/equilibrare i chakra.

- La meditazione è un buon modo per ripristinare l'equilibrio energetico nei chakra.
- Si può anche fare questo attraverso lo yoga o altri metodi simili.
- Anche i cristalli e gli oli essenziali possono aiutare a ripristinare il flusso di energia e a guarire un chakra che funziona lentamente.
- Il reiki è un altro modo per avviare il flusso di energia in un chakra.
- Portare alcuni cambiamenti positivi nel vostro stile di vita è anche un buon modo per ripristinare e mantenere l'equilibrio dei chakra.

Il bilancio energetico dei chakra viene influenzato dalle azioni quotidiane e dai processi di pensiero. Forse non lo sapete, ma le cose che avete in mente o le azioni che svolgete influenzano il flusso di Prana Vayu o l'energia vitale nel vostro corpo, potete anche considerarlo un equivalente della respirazione. Per esempio, quando sei eccitato, la tua respirazione diventa rapida, questo cambia il modo in cui il prana scorre attraverso il tuo sistema nervoso. Allo stesso modo, se siete molto calmi e rilassati, la vostra respirazione diventerà molto profonda, non ci sarà tensione nei nervi e non ci sarà bisogno di dirigere il prana verso una specifica parte del corpo. Quindi, il flusso del prana sarebbe liscio. Pertanto, i nostri pensieri e le nostre azioni quotidiane hanno un profondo impatto sui chakra. Se si vuole mantenere un flusso regolare di energia, si possono seguire alcune semplici abitudini per mantenere i chakra allineati.

I prossimi capitoli vi aiuteranno a capire nel dettaglio i modi per guarire i vostri chakra.

Otterrete anche consigli di vita quotidiana per guarire i vostri chakra bloccati. Questo libro tratterà 5 modi semplici ed efficaci per guarire i chakra e mantenerli in equilibrio.

1. Yoga Asanas (Posture Yoga).

2. Cristalli per guarire i chakra e i modi di usarli.

3. Oli essenziali per la guarigione dei chakra bloccati.

4. Suggerimenti per la vita quotidiana per ripristinare e mantenere l'equilibrio energetico.

5. Meditazione - Questo libro vi darà sessioni individuali di meditazione guidata per la guarigione e il bilanciamento di ogni chakra.

CAPITOLO 5: LA SALUTE DEI CHAKRA

I chakra svolgono un ruolo vitale per la salute generale del corpo, della mente e dello spirito di ogni persona. Come avete imparato nel capitolo precedente, ognuno di essi ha una specifica corrispondenza con un'energia e un'espressione emotiva/mentale. I chakra sono anche strettamente legati ai sistemi degli organi e alle funzioni ghiandolari, aiutando il corpo a regolare le prestazioni necessarie per vivere una vita sana e completa.

Non tutti i sintomi che si verificano nella vita possono essere guariti o controllati dall'energia dei chakra e quindi se si verifica una condizione medica, chiedete al vostro medico o all'operatore sanitario per ulteriori informazioni. Come già detto in precedenza, i chakra funzionano in correlazione con l'intero quadro corporeo, mentale ed emotivo e devono essere tutti trattati in modo specifico per trovare la giusta soluzione per la salute e l'integrità.

Dal momento che il libro non intende sostituire il consiglio medico di un medico, utilizzate queste conoscenze per complimentarvi con qualsiasi preoccupazione medica o sanitaria che potreste avere.

Esplorare la salute dei chakra può essere una ricerca lunga e impegnativa per conoscere se stessi ad un altro livello e quindi richiede tempo, pazienza e compassione da parte vostra, mentre lavorate per scoprire modi per consentire un maggiore equilibrio energetico nella vostra vita quotidiana. Guardare i chakra in cerca di aiuto è un modo eccellente per capire la salute dei chakra e perché fanno la differenza sulla salute di tutto il tuo essere.

Per darvi un'idea di come questo possa manifestarsi, cerchiamo di guardare a ogni chakra per avere delle prove. Leggerete ogni chakra uno per uno per avere un'idea di come potreste sentirvi quando i vostri chakra sono in un buon equilibrio, seguito da un resoconto di alcuni dei blocchi e degli squilibri fisici ed emotivi che possono sorgere per voi nel vostro benessere fisico ed emotivo.

Mentre leggete, prendete nota di tutte le aree che potrebbero saltare fuori per voi e per la vostra energia. Ci potrebbero essere alcune relazioni con i vostri chakra che causano alcuni squilibri e di solito lavorano tutti insieme in certi modi per compensare gli squilibri e i blocchi altrui.

Ci sono molti modi per capire questi squilibri e blocchi e per prima cosa è utile sapere come vi sentirete in ogni chakra e in tutto il vostro sistema quando non sarete bloccati e fluirete liberamente.

I Chakra in flusso di energia ottimale

Quando si è in totale sostegno della propria integrità dai piedi fino alla sommità della testa, si è in un flusso energetico ottimale. Questo stato dell'essere non è facile da raggiungere perché richiede molti elementi diversi da mantenere, come l'esercizio fisico o le attività, il supporto dietetico, il supporto emotivo e la guarigione di ferite e traumi, gli sbocchi creativi, l'espressione positiva di sé e molto altro ancora.

Parte del viaggio di guarigione dei vostri chakra comporta la realtà di fare molti cambiamenti di vita per sostenere un voi più sano e vivere la vostra vita in un migliore equilibrio con tutto il vostro essere. Non è necessario essere esperti di queste cose e per ogni persona il viaggio sembra diverso perché si basa sulle vostre qualità uniche e individuali. Questo libro è una guida generale per aiutare chiunque a capire la qualità energetica dei chakra sani e come può essere veramente l'equilibrio. All'interno di ogni chakra c'è la frequenza vibrazionale dove si sente il più equilibrato e chiaro. Questa sezione spiega meglio come appare il flusso ottimale.

Il Chakra della radice

Qualità e caratteristiche:

Sopravvivenza, sicurezza, abbondanza, radicamento, energia primordiale, scintilla vitale, antenati e patrimonio, problemi familiari, stabilità, Terra.

Un flusso di energia ottimale nel chakra delle radici si manifesta nei seguenti modi:

- Sentimenti di sicurezza e ricchezza interna ed esterna.
- Stabilità in tutti i settori della vita, in particolare nella casa e nelle esperienze finanziarie.
- Energia calma e centrata, saldamente radicata sulla Terra.
- Dinamiche e relazioni familiari sane.
- Tutte le vostre esigenze sono soddisfatte.

- 🧘 Connessione alla tua saggezza primordiale.
- 🧘 Radicato in te stesso il valore e la capacità di avere ciò di cui hai bisogno per prosperare.
- 🧘 Flessibilità in ginocchia, gambe e piedi.
- 🧘 Sani movimenti intestinali.

Il Chakra Sacrale

Qualità e caratteristiche:

Creatività, gioia, emozioni, sensualità, passione, desiderio, rapporti interpersonali, intimità, sessualità, fertilità, acqua.

Un flusso di energia ottimale nel chakra delle radici si manifesta nei seguenti modi:

- 🧘 Connessione positiva con il proprio sé emotivo.
- 🧘 Accettare la forza vitale creativa/capacità di vivere la vita in modo creativo.
- 🧘 Aperto alla tua sensualità e alla tua passione.
- 🧘 Sesso salutare e rapporti sessuali.
- 🧘 Fiducia nell'intimità.
- 🧘 Sentimenti di gioia e voglia di ballare.
- 🧘 Agilità emotiva e radicamento.
- 🧘 Fiducioso nelle connessioni ravvicinate one-to-one.
- 🧘 Forte fertilità e/o desiderio di procreare.
- 🧘 Funzione vescicale sana.

⚜ Regolari mestruazioni.

Il Chakra del plesso solare

Qualità e caratteristiche:

Potere personale, forza, energia, vitalità, impulso, ambizione, azione, forza vitale, fiducia in se stessi, identità, potere, fuoco.

Un flusso di energia ottimale nel chakra delle radici si manifesta nei seguenti modi:

⚜ Connessione al potere personale e all'autorità.

⚜ Forte ambizione di realizzare i compiti e gli obiettivi quotidiani, nonché gli obiettivi di tutta la vita.

⚜ Forte senso di identità personale.

⚜ Energia per alzarsi e andare a mettere in moto le cose.

⚜ Un desiderio regolare di agire in tutte le questioni della vita.

⚜ Spingere a fare cose fisiche, come lo sport, l'esercizio fisico, lo yoga, ecc.

⚜ Forza, sia fisica che mentale, per portare avanti il proprio compito.

⚜ Sana funzione dell'apparato digerente.

⚜ Metabolismo sano e regolare.

Il chakra del cuore

Qualità e caratteristiche:

Amore, compassione, gentilezza, amore fraterno, amore incondizionato, amicizia, partnership, collaborazione, amore universale, legame, aria.

Un flusso di energia ottimale nel chakra delle radici si manifesta nei seguenti modi:

- Senso di compassione di tutte le persone, anche degli estranei.
- Una capacità di offrire senza aspettarsi nulla in cambio.
- Capace di ricevere l'amore quando viene offerto.
- Capacità di amare il sé incondizionatamente.
- Capacità di perdono; atteggiamento di perdono.
- Amicizie e partnership fortemente legate, anche con i colleghi.
- L'amore per tutte le creature della Terra e per gli esseri umani in generale.
- Forte e sana funzione cardiovascolare.
- Pressione sanguigna e circolazione sana.
- Flusso linfatico sano.

Il Chakra della Gola

Qualità e caratteristiche:

Espressione del sé, comunicazione con il sé, comunicazione con gli altri, espressione veritiera, capacità di ascolto, Suono.

Un flusso di energia ottimale nel chakra delle radici si manifesta nei seguenti modi:

- Capacità di esprimere bene sentimenti, idee, pensieri e informazioni.
- Onestà e verità in tutte le questioni.
- Capacità di ascoltare bene gli altri e sentire la loro comunicazione.
- Capacità positiva di comunicare efficacemente desideri ed esigenze.
- Capacità di difendersi verbalmente per se stessi, per le proprie convinzioni, per i propri valori, per una causa o per una comunità.
- Espressione e comunicazione verbale chiara e diretta.
- Capacità di sentire bene fisicamente; orecchie sane e aperte.
- Polmoni chiari e sani.
- Corde vocali e gola sane.

Il Chakra della fronte

Qualità e caratteristiche:

Intuizione, saggezza, intelletto, chiaroveggenza, vista interiore, proiezione astrale, visualizzazione creativa, capacità psichiche, sogni, Luce.

Un flusso di energia ottimale nel chakra delle radici si manifesta nei seguenti modi:

- Intuizione sviluppata.
- Chiara conoscenza e comprensione attraverso l'intelletto.
- Focalizzato e in grado di concentrarsi facilmente.
- Forte capacità di visualizzare nell'occhio della mente, o terzo occhio.
- Accettazione della saggezza interiore.
- Sane e forti capacità cognitive e di memoria.
- Capacità di richiamare facilmente i sogni.
- Possibilità di consapevolezza psichica e chiaroveggenza.
- Dormire in modo regolare e riposante.

Il chakra della corona

Qualità e caratteristiche:

Coscienza collettiva, connessione con la fonte divina, espressioni di gratitudine, trascendenza, illuminazione, unità con tutti, pensiero.

Un flusso di energia ottimale nel chakra delle radici si manifesta nei seguenti modi:

- Senso di appartenenza al mondo e a tutti e tutto ciò che è in esso.
- Spinte spontanee a fare servizio alla comunità o ad aiutare altre persone in difficoltà, compresi gli estranei.
- Sensazioni di voler lavorare in grandi comunità o gruppi che sostengono una causa degna di nota.
- Il desiderio di fare donazioni caritatevoli.
- Espansione di coscienza e desiderio di cercare risposte a domande più profonde.
- Si possono vedere espressioni visive di energie spirituali.
- I pensieri sono orientati all'aiuto e alla guarigione di sé e degli altri.
- Idee più elevate e saggezza.
- Funzione della ghiandola sana ed equilibrio ormonale.
- Stato risvegliato; illuminato.

Tutte queste realtà energetiche sono ottime possibilità di flusso quando i chakra sono bilanciati, chiari e liberi di vibrare a livelli normali. È comune sperimentare molte di queste realtà anche quando si ha discordanza nei chakra e tutto ciò che riguarda il riacquisire questo livello di vibrazione con il sé, durante l'esperienza e durante l'approccio alla guarigione e all'equilibrio della propria energia.

Ci sono una varietà di altri modi in cui queste energie possono manifestarsi ed è compito dell'individuo capire attraverso il proprio unico viaggio verso l'illuminazione, come queste energie rispondono, reagiscono e si relazionano con la propria storia di crescita personale.

Ora, ci sono diversi modi in cui i chakra sono inclini a manifestare squilibri, disturbi e altri problemi e la prossima sezione offrirà il punto di offerta sullo spettro di come i blocchi, le carenze e gli eccessi possono apparire in tutto il corpo e nella vita.

Squilibri e blocchi: Emotivi e fisici

I disturbi nei vostri centri energetici sono simili a quelli che si manifestano quando avete un raffreddore, un'indigestione, un'ansia paralizzante, un'eccessiva preoccupazione o un dubbio. Tutti questi sintomi fisici ed espressioni emotive fanno parte del ciclo energetico che attraversa il vostro corpo e possono essere visti come un segno che qualcosa è fuori posto nell'energia di tutto il vostro mondo interiore.

Potete andare da un medico o da un terapista per curare questi sintomi e questi problemi, tuttavia non sono in grado di indirizzare alcuna informazione o supporto verso la guarigione dei vostri squilibri energetici nei vostri chakra e quindi potete prendere quel lavoro di guarigione energetica nelle vostre mani. Ci sono professionisti che lavorano con la pulizia energetica e di solito lavorano come praticanti di Reiki, agopuntori, massaggiatori e operatori del corpo.

Poiché ogni chakra ha la sua frequenza, i suoi tratti e le sue corrispondenze con gli attributi fisici, mentali ed emotivi, tutti hanno il loro modo unico di dimostrare che sono bloccati o squilibrati. Gli esempi che seguono sono alcuni dei modi in cui potreste sperimentare questi disallineamenti energetici, chakra per chakra.

Il Chakra della radice

Squilibri e blocchi:

- Eccessiva paura per problemi minimi o minori
- Stanchezza cronica
- Dolori muscolari e articolari, soprattutto alle anche, alle cosce, alle ginocchia e ai piedi
- Articolazioni e muscoli deboli
- Displasia dell'anca
- Sciatica
- Costipazione
- Attacchi di panico sulla sicurezza o la mancanza di sicurezza finanziaria
- Sensazioni di senzatetto (senza essere letteralmente senza casa)
- Aggressivo o arrabbiato
- Facilmente frustrato
- Avere difficoltà a stabilirsi ovunque
- Trauma familiare profondamente radicato, o karma
- Ferite della prima infanzia, soprattutto quelle che sono bloccate dalla memoria

- Spesso ci si sente insicuri riguardo a se stessi o al proprio posto nella vita
- Instabilità nel lavoro o nella carriera
- Incapace di sbarcare il lunario
- Paura di correre dei rischi
- Bassa resistenza
- Difficoltà a coltivare le relazioni a causa della scarsa autostima
- L'avidità, sia in ricchezza che con affetto, o altri modi di dare
- Essere implacabile

Gran parte dei blocchi e degli squilibri dei chakra radicali devono andare di pari passo con il vostro sentimento di sicurezza, protezione e sopravvivenza. Se la vostra sopravvivenza o sicurezza è mai stata minacciata, anche nella prima infanzia, il vostro chakra della radice può facilmente trattenere quell'energia e quindi influenzerà le vostre scelte di vita e il modo in cui agite su certe realtà della vostra vita. Praticare un chakra della radice aperto può essere difficile se avete lottato con esso per tutta la vita, e trovare la fonte del blocco o dello squilibrio può comportare qualche scavo profondo nel vostro passato, permettendo ai ricordi d'infanzia repressi di emergere. Questo può essere difficile da fare da soli e molte persone sceglieranno di impegnarsi con un terapeuta per elaborare alcune di queste difficili emozioni.

Il pendolo oscilla sempre in entrambi i sensi e quando c'è un eccesso nel chakra, una persona potrebbe essere eccessivamente avida e poco disposta a condividere o a separarsi da tutto ciò che ha faticato a raggiungere o a possedere. Questo va a influenzare anche gli altri chakra, ma la radice di esso è nel chakra della radice, capite?

Fate attenzione a come vi sentite riguardo al vostro senso di sicurezza e alla vostra sopravvivenza ponendovi alcune delle seguenti domande:

1.   Sento che tutti i miei bisogni sono soddisfatti?

2.   Faccio fatica a raggiungere ciò che voglio per la mia sopravvivenza personale?

3.   Sono a casa con me stesso e con il mio spazio fisico?

4.   Mi sento come se avessi due gambe per stare in piedi, letteralmente e metaforicamente?

5.   Mi sono sentito nutrito quando ero giovane, o era come se non mi fosse permesso di avere ciò di cui avevo bisogno e che volevo?

Queste sono domande eccellenti per iniziare a porsi quando si inizia a considerare eventuali blocchi e squilibri potenziali nel chakra della radice.

Il Chakra Sacrale

Squilibri e blocchi:

- Mancanza di desiderio sessuale
- Eccessivo desiderio sessuale
- Difficoltà ad elaborare le emozioni e ad esprimere eccessivamente la sensibilità emotiva
- Flusso creativo bloccato o stagnante
- Infertilità
- Impotenza

- Endometriosi
- Infezioni delle vie urinarie
- Frigidità
- Paura delle collaborazioni romantiche e dell'intimità
- Dolore cronico alla schiena
- Mancanza di passione in tutto ciò che fai
- Percezione di non essere amabile a causa della mancanza di desiderio o di sentimenti di "freddezza".
- Desiderio di fare qualcosa di creativo e trovare sempre una scusa per non farlo
- Pensiero bizzarro che porta a una delusione emotiva quando la fantasia non si realizza

I blocchi e gli squilibri nel chakra sacrale avranno molto a che fare con la tua sensualità. Se siete bloccati qui, potreste avere la depressione per la vostra mancanza di interazione sessuale, o anche solo una mancanza di intimità con il vostro partner. Può sembrare che siate bloccati, ma anche indesiderabili. Questo va di pari passo con la vostra autostima, che può manifestarsi in altri chakra e spesso i chakra delle radici e del plesso solare sono in disequilibrio quando la vostra autostima è in gioco.

In questo caso, si tratta del vostro corpo, dell'attrattiva per un altro sesso e del rapporto con la vostra natura sensuale. Scoprirete anche qui che se siete un artista o un tipo creativo, ci sarà un ristagno nella vostra capacità di portare avanti qualsiasi progetto, lasciandovi incastrati e non sapendo come uscire dal solco. A volte, anche per qualcuno che ha passato tutta la vita a verificare di non essere una persona creativa, potrebbe soffrire di uno squilibrio cronico in questo campo.

Un'altra grande realtà di questo chakra è il trauma sessuale. Molte persone hanno probabilmente subito violenze sessuali, stupri o altri gravi traumi sessuali che causeranno una tale e intensa diga nelle acque del chakra sacrale che ci vorranno anni per sloggiare. Questo tipo di blocco richiederebbe l'attenzione e l'assistenza di un terapeuta addestrato per aiutare qualcuno ad elaborare la propria esperienza emotiva e fisica, oltre a fare il lavoro con l'energia di guarigione, per aiutare a risolvere una ferita così grave.

Fate attenzione a come vi sentite riguardo alla vostra sensualità, alla vostra sessualità e alla vostra creatività e agilità emotiva ponendovi alcune delle seguenti domande:

1.   Come mi sento quando qualcuno vuole esplorare l'intimità?

2.   Mi sento a disagio quando altre persone toccano il mio corpo, o mi sento euforico e pieno di energia?

3.   Per quanto tempo mi soffermo su un'emozione che sto provando? Dura giorni o settimane, o solo qualche ora o qualche momento?

4.   Se inizio un progetto creativo, quanto è probabile che lo finisca?

5.   Dopo aver avuto un'esperienza sessuale con qualcuno, come mi sento?

Rinvigorito e piacevole, o a disagio e malcontento?

Ci sono diversi modi in cui si può sperimentare un chakra sacrale bloccato, quindi non limitatevi solo a queste domande. Trascorrete del tempo a riflettere sulla qualità della vostra intimità, sulla creatività e sul desiderio di imparare di più dalla vostra esperienza.

Il Chakra del plesso solare

Squilibri e blocchi:

- Bassa energia
- Sindrome da affaticamento cronico
- Egoismo
- Aggressiva fiducia in se stessi
- Troppo competitivi
- Sfacciato e sgradevole
- Paura di emergere in mezzo alla folla o di essere notati
- Mancanza di spinta o di ambizione da raggiungere, o addirittura di obiettivi prefissati
- Problemi digestivi, come indigestione, e gastroenterite
- Eccessivo aumento di peso intorno al centro del vostro corpo
- Problemi di metabolismo degli zuccheri
- Sentire l'incertezza su ciò che ti piace, su ciò che vuoi o su chi sei
- Diminuita autostima e mancanza di un sano ego
- Passività
- Incolpare altre persone per mancanza di volontà o bassa autostima
- Lotta con gli altri per chi ha "ragione".
- Difficoltà ad alzarsi la mattina
- Mancanza di resistenza fisica

Il chakra del plesso solare è tutta una questione di identità e di potere personale, ha una varietà di problemi che possono determinare che tipo di squilibrio o di blocco si potrebbe avere.

Dal momento che avrete energia in questo chakra, avrete una bassa autostima, mancanza di spinta, passività e problemi che dimostreranno efficacemente la vostra identità al mondo che vi circonda. Al contrario, un eccesso si manifesterà come una persona che è aggressivamente ipocrita, esigente, prepotente ed eccessivamente critica nei confronti degli altri che non sono all'altezza dei loro standard. Questo eccesso può in realtà essere interpretato anche come una compensazione per una maggiore mancanza di energia sana del plesso solare, facendo ogni sforzo per sembrare di avere un potere personale quando non ce l'ha.

L'energia di questo chakra è importante quanto tutti gli altri e come punto centrale per l'energia ha un modo di determinare la qualità delle energie in altre parti del vostro sistema. Tutta la vostra identità riposa e risiede qui, e quindi avrà una maggiore influenza sul modo in cui proiettate le altre energie nel mondo e attraverso la vostra coscienza.

Per scoprire che tipo di blocco o squilibrio avete nel vostro chakra del plesso solare, provate a porvi alcune delle seguenti domande:

1.   Quando qualcuno in ufficio vuole presentare un'idea su un progetto, provo gelosia e rabbia, o tristezza e vergogna?

2.   Quando mi sveglio la mattina mi sento determinato ad andare avanti, o mi sento poco brillante e letargico?

3.   Quando qualcuno mi chiede cosa faccio per vivere, mi sento imbarazzato o sto sulla difensiva?

4.   Quando mi viene mostrata la storia di successo di qualcun altro, mi sento invidioso o arrabbiato?

5. Mi sento come se avessi una sana fiducia in me stesso in tutti gli aspetti della mia vita o sento che ho bisogno di nascondere il mio vero io e che tutti sappiano quanto sono straordinario in ogni momento?

Queste domande esemplificative sono solo per farti iniziare a cercare l'equilibrio nel tuo chakra del plesso solare, e alcune delle risposte a queste domande potrebbero riflettere il fatto che hai un sano senso di sé. Il tuo potere personale è una parte importante di te e comporta una certa onestà diretta su come ti senti veramente e non su ciò che le altre persone potrebbero pensare di te.

Il chakra del cuore

Squilibri e blocchi:

- Scollegamento dalle altre persone per evitare di farsi male emotivamente
- Troppo sorvegliato e protettivo
- Non disposti ad aprirsi alle persone, anche a quelle che ti offrono amore e affetto
- Lo scoraggiamento dall'io interiore
- Desiderare l'amore senza mai correre rischi
- Autocritica e critica
- Giudicante e critico verso gli altri
- Mancanza di compassione

- Essere oltre il dare e oltre il sacrificio fino a diventare martire
- Difficoltà a dare amore e a ricevere amore
- Assorbire i sentimenti degli altri e farli propri
- Problemi di circolazione
- Pressione sanguigna alta/bassa
- Problemi cardiaci, come arteriosclerosi, soffio cardiaco, ecc.
- Indulgere in dolci o altre delizie per "riempire il vuoto"; mangiare emotivamente
- Dolore al petto
- Sentirsi prudenti intorno a nuove persone o nuovi amici
- Paura del rifiuto

Il cuore vuole tanto amare. Quando siamo bambini, l'unica cosa che vogliamo è essere nutriti, rassicurati, soddisfare i nostri bisogni fisici ed essere amati. Le nostre prime esperienze di vita sono il luogo dove i primi blocchi e squilibri possono davvero prendere possesso dell'energia del chakra del cuore. Come nel chakra della radice, il cuore si aggrappa a molte cose fin dall'inizio e può determinare il modo in cui si amano gli altri per il resto della propria vita o fino a quando non si impara qualche altra lezione e si permette alle proprie relazioni di guarire le ferite che possono essere state subite durante l'infanzia.

Anche invecchiando, le ferite che subiamo dopo una lunga e dura rottura, o la perdita di una persona cara e il dolore vissuto come risultato, porteranno ad alcune energie discordanti che possono essere difficili da bilanciare velocemente. Ci può volere del tempo per guarire il cuore. Le nostre esperienze informano la nostra energia, e quando il vostro cuore è stato ferito da un'esperienza, vi aggrappate a quell'energia e questo influirà sulle vostre future esperienze "sentite dal cuore". Avere un chakra del cuore sano include il saper guarire se stessi attraverso la propria compassione personale e l'amore per se stessi. È importante collegare i problemi del chakra del cuore non solo al modo in cui esploriamo l'amore con gli altri, ma soprattutto a come amiamo noi stessi.

Per scoprire dove potreste sentire uno squilibrio nel vostro chakra del cuore, ponetevi alcune di queste domande:

1.   Sto sempre dando amore agli altri ma sento di non ricevere mai nulla in cambio?

2.   Mi sento sempre accettato dei miei difetti, errori e personalità?

3.   Quando lascio andare una coppia, rifiuto l'amore e ne sto alla larga, o spero in un'esperienza più compatibile che vada avanti?

4.   Sono a mio agio a stare da solo con me stesso o ho bisogno di qualcuno che stia sempre con me?

5.   Sono compassionevole con la persona nel parcheggio che mi ha rubato il posto auto in modo aggressivo?

Queste domande ti aiuteranno a cominciare a fare le domande giuste per gli squilibri o i blocchi del chakra del cuore che potresti riscontrare; ti aiuteranno a mettere la tua mente nella zona di pensiero su ciò che il cuore vuole e su come può rispondere a situazioni di vita che potrebbero essere impegnative per il cuore.

Il chakra della gola

Squilibri e blocchi:

- Difficoltà a dire la verità
- Tendenza a trattenersi nelle conversazioni, anche quando si ha qualcosa di prezioso da contribuire
- Paura di dire la cosa "sbagliata"
- Volutamente eccessivamente loquace per evitare di avere a che fare con i sentimenti reali
- Troppo espressivo e incapace di far parlare gli altri a causa di un eccessivo bisogno di parlare di se stessi
- Difficoltà ad ascoltare gli altri quando hanno qualcosa di prezioso da dire
- Mentire
- Sensibilità ad essere giudicati o criticati su come si parla o si comunicano i propri pensieri, idee o sentimenti
- Paura di esprimere i propri sentimenti o il proprio vero io
- Mal di gola frequente o gola graffiata
- Problemi all'orecchio, come o blocchi, dolori
- Dolore cronico alla mascella
- Sentirsi a disagio a rompere dopo un lungo periodo di silenzio
- Preferenza per la totale silenziosità e sensibilità ai rumori forti
- Parlare di persone

L'energia del vostro modo di comunicare è viscerale, poiché è il modo in cui tutti i vostri chakra parlano al mondo esterno. Si dà il caso che sia l'unico chakra che produce energia udibile e come tale, ha senso che se vi sentite spenti, arrabbiati, sconvolti, tristi, o qualsiasi altro sentimento, farete un suono per descrivere e dimostrare come suonano la vostra energia e i vostri sentimenti.

Quindi, detto questo, considerate come un blocco o qualsiasi altro squilibrio nel vostro intero sistema di chakra si manifesterà attraverso il vostro chakra della gola. È un luogo prezioso per aiutarvi ad elaborare i vostri sentimenti, pensieri e idee. La "Talk therapy" è diventata più popolare fin dai tempi di Freud e ha permesso alle persone di trovare il modo di analizzare ed elaborare le proprie emozioni attraverso l'energia del suono e l'espressione attraverso le parole di come si sentono.

Quando non si è in grado di esprimersi con precisione, o di collegare la propria verità alla propria voce, si può avere qualche difficoltà ad esprimere chiaramente la propria personalità, le proprie opinioni e i propri veri sentimenti ed emozioni. Per avere un'idea di come il vostro chakra della gola possa essere bloccato, iniziate a porvi domande come questa:

1. Quando sono coinvolto in una conversazione profonda con amici o conoscenti, sono sicuro di poter esprimere la mia opinione, o resto in silenzio per la maggior parte del tempo?

2. Quando parlo con un estraneo su chi sono e cosa faccio, mi sento come se fossi totalmente onesto con me stesso, o tengo nascoste delle informazioni?

3. Quando sono con un amico e ho molto da dire, sento che anche loro hanno la stessa opportunità di parlare e di esprimersi?

4. Dopo aver passato molto tempo in silenzio da solo, sono entusiasta di entrare in una conversazione o voglio stare in silenzio?

5. Se vengo chiamato in classe, o al lavoro, per rispondere a una domanda, mi sento a disagio, timido, nervoso, vergognoso, o confuso?

Usate queste domande esemplificative per iniziare a chiedere di più su come si sente il vostro chakra della gola. Usate la lista di controllo qui sopra per chiedervi se avete uno dei possibili sintomi.

Il Chakra della fronte

Squilibri e blocchi:

- Insonnia
- Mal di testa o emicranie croniche
- Brutti sogni e incubi
- Paranoia
- Problemi di vista o altre malattie e disturbi della vista
- Le sfide delle scelte
- Malattia mentale
- Demenza
- Scarsa cognizione, o incapacità di pensare chiaramente
- Iper concentrata sui dettagli e incapace di vedere il quadro generale
- Facilmente distraibile; sfide con messa a fuoco
- Problemi al seno
- Tensione della fronte
- Attacchi di panico
- Pensieri di futilità e voglia di arrendersi

☀ Incapacità di guardare dentro e vedere un'immagine ad occhi chiusi

Non tutti questi sintomi si verificheranno e possono anche dipendere dalla genetica e da altri fattori della vita, quindi quando si valuta la propria energia e i propri blocchi o squilibri, si consideri che ci saranno molte ragioni per qualsiasi problema specifico. Il terzo occhio si trova in un punto del cranio e sarà collegato alla maggior parte dei problemi di salute mentale, così come la connessione con la ghiandola pineale e la secrezione ormonale. Questa ghiandola è responsabile del vostro ritmo circadiano e di altri ritmi corporei, ma era anche considerata da diverse culture antiche la sede del vostro potere psichico.

Se siete bloccati o squilibrati in questo chakra, potreste avere difficoltà a vedere oltre la fine del vostro naso, per non parlare della realtà cosmica del terzo occhio. Si può avere molta difficoltà ad espandersi in un livello di coscienza più alto quando si è bloccati in quest'area e quindi vale la pena lavorarci sopra per aiutare se stessi a ricostituire un equilibrio energetico in quest'area.

Spesso perdiamo una sana vibrazione in questo chakra quando siamo bambini, quando ci viene detto di crescere e di smettere di fingere, o che le nostre realtà, i sogni e la finzione non sono reali; è un modo per chiudere con il proprio intuito e per non fidarsi della propria capacità di suonare il clacson e di fidarsi della propria saggezza interiore.

Giocate con diverse idee di ciò che ricordate da bambini e di come vi siete sentiti quando eravate fuori nel vostro mondo, praticando ciò che sapevate essere la vostra realtà. Esplora i possibili problemi di questo chakra considerando alcuni dei seguenti:

1. Hai problemi con la tua capacità di concentrarti mentalmente sui compiti, anche quando sono importanti per te, o qualcosa che ti appassiona?

2. È difficile per te spegnere i tuoi pensieri alla fine della giornata, specialmente mentre cerchi di addormentarti?

3. Vi interrogate sempre sugli stessi problemi senza mai trovare una soluzione e una risposta?

4. Hai problemi di salute mentale o hai la sensazione di non essere in sintonia con il modo in cui tutti gli altri pensano e si sentono?

5. Ti senti a disagio la sera prima di andare a letto perché hai paura di quali sogni potresti fare?

Guarda alcune di queste possibilità e continua a fare domande. Il tuo terzo occhio è il modo in cui ti connetti al tuo vero sapere sul tuo cammino e il luogo che ti permette di rimanere aperto alla tua mente superiore. I blocchi qui creano delle sfide per una persona che diventa potente con la saggezza e l'intuizione.

Il Chakra della Corona

Squilibri e blocchi:

- Scollegamento dalle persone in generale; isolamento
- Paura che altre persone o il mondo intero siano contro di te
- Giudicando le altre culture, o avendo rigide convinzioni sul modo in cui tutti dovrebbero essere

- Mal di testa e/o emicranie croniche
- Spaziosità, nebbia e mancanza di chiarezza
- Essere mentalmente distanti quando si è vicini ad altre persone
- Problemi di salute mentale
- Depressione e/o ansia
- Crisi esistenziali
- Ripartizione nervosa
- Sentirsi persi e non sapere a chi rivolgersi
- Problemi con la società e la cultura e il sentirsi connessi ad essa/ o disconnessi da essa
- Sentimenti generali di incompatibilità con i gruppi sociali
- Tensione nella parte superiore del collo, della mascella e delle spalle
- Negare il tuo vero io e la tua vera natura
- Scollegamento da ciò che conta di più per voi
- Atteggiamento troppo razionale e intellettuale verso tutte le circostanze della vita
- Sentimenti vergognosi per non aver fatto abbastanza per la tua famiglia o per il tuo gruppo culturale
- Scollegamento tra il sé e le convinzioni degli altri su di te

Il chakra della corona è il modo in cui ci colleghiamo a tutto ciò che è al di fuori di noi stessi. È il luogo che ci permette di sperimentare l'illuminazione, ma se resistiamo a diventare illuminati, allora avremo grandi lotte, blocchi e problemi nella nostra vita che possono portare ad alcuni dei sintomi sopra citati. Non tutti questi problemi sorgeranno e, ancora una volta, dipende dalla vostra esperienza unica.

Il chakra della corona riguarda anche la vostra integrità e la vostra onestà in tutti gli altri chakra. Se state lottando per raggiungere l'illuminazione e abbracciare pienamente l'apertura del chakra della corona, potrebbe essere perché avete bisogno di rivisitare altre aree della vostra energia per una maggiore guarigione e trasformazione. Questa pratica vi aiuterà ad impegnarvi con quali parti di voi hanno più bisogno di guarigione, più frequentemente, e la corona è un buon esempio di come aiutare voi stessi a identificare i blocchi in altre aree.

Per esempio, se vi sentite incompatibili con i gruppi sociali, avete tendenza a isolarvi e avete paura delle altre persone e di quello che vi faranno, allora potreste avere a che fare con un blocco di chakra che vi ha fatto sentire come se poteste fidarvi di chiunque, poiché avete imparato durante l'infanzia dai vostri assistenti che non è sicuro fidarsi delle persone intorno a voi, o che non potete essere voi stessi liberamente intorno agli altri in modo sicuro. Quella sensazione di non sentirsi sicuri di essere se stessi può indirizzarti verso il tuo plesso solare, dove vedi apparire i blocchi dell'identità personale.

Questo metodo di comprensione dell'intero sistema può richiedere tempo e pratica, tuttavia, quando si ha a che fare con la corona, si può cominciare a capire i legami tra i problemi nei chakra e si avrà un modo migliore di capire come guarire questi squilibri.

Poiché il chakra della corona è strettamente legato alla trascendenza e all'illuminazione, può essere necessario molto tempo per lavorare in quest'area e aprirla davvero. Le persone passano tutta la vita a cercare quelle risposte e a raggiungere quei livelli di risveglio e ne vale certamente la pena. Potreste dover fare un lavoro significativo in altri chakra inferiori prima di potervi impegnare pienamente con il potere della vostra corona. Alcune possibili domande da porsi quando si ha a che fare con gli squilibri dei chakra della corona sono:

1.   Mi sento collegato all'intero Universo e vedo che siamo tutti collegati l'uno all'altro da forze dinamiche?

2.   Vivo nella paura e nei sentimenti che tutti sono contro di me, o lo saranno prima o poi?

3.   Ci sono momenti in cui faccio fatica a vedere le risposte alle domande più profonde della vita?

4.   Passo il tempo a pormi domande più profonde sulla vita, su me stesso e sul perché siamo tutti qui?

5.   Lavoro su me stesso in modo da poter capire meglio il mio posto in questo mondo, o mi aspetto che il mondo lavori per me?

Il chakra della corona ti porta in una ricerca più profonda e molto più grande al di là del solo sé e tra le braccia dell'intero Universo e della sua energia. Può essere un momento impegnativo e spaventoso, da qui il motivo per cui molte persone si allontaneranno dall'illuminazione e si concentreranno su altre questioni della vita, osservando dunque una realtà superficiale e senza mai guardare oltre.

Esercitatevi a fare alcune di queste domande per familiarizzare voi con il vostro chakra della corona.

Guarigione dei Chakra

Con tutte le vostre nuove conoscenze su come funzionano i chakra e su come diventano sbilanciati, potete cominciare a sentirvi entusiasti di lavorare per fare un cambiamento di guarigione e trasformare la vostra frequenza per farla risuonare ad una vibrazione più alta. Questo sforzo è ciò che ti ha portato a questo libro in primo luogo e perché otterrai una migliore conoscenza di te stesso e del mondo che ti circonda, mentre pratichi il lavoro di guarigione dei tuoi chakra.

La guarigione dei chakra non è qualcosa che si può fare in un lungo fine settimana o nel corso di diversi mesi. Per molte persone, possono essere necessari anni di pratica e di disfacimento, ricostruendo la mente e il corpo per comprendere l'intero sistema energetico con cui avete sempre vissuto, ma non vi è mai stato mostrato come guarire o aiutare.

Il miglior consiglio per guarire i chakra è di fare con calma e non cercare di affrettare l'esperienza. Può essere un processo continuo e diventerà parte della vostra routine quotidiana o settimanale di assistenza sanitaria con il giusto approccio e un'attenzione costante.

Quando lavorate con la vostra energia, molte energie dormienti emergeranno in superficie e questo può includere ricordi scomodi, esperienze traumatiche, momenti dolorosi e molte emozioni, pensieri e idee che saranno difficili da superare e da identificare.

Fa parte del viaggio verso la conoscenza di sé per fare questo lavoro ed è qualcosa che tutti noi possiamo dare a noi stessi quando siamo pronti. Si può iniziare e sentire un sacco di cambiamenti di impatto e, anche se sembra che stia andando bene, all'improvviso, dal nulla, si avrà una settimana di depressione e di stanchezza. Non è una cosa negativa e spesso indica che state facendo dei progressi.

Quando si verificano questo tipo di cose, può significare che la vostra energia sta lavorando per liberarsi di un dolore, un problema o una convinzione del passato che avevate, e lo sentite a livello fisico ed emotivo, dovendo sopportare questa settimana di dolore. Il sostegno che date a voi stessi in questi momenti è ciò che vi aiuterà davvero ad evolvere e a riequilibrare più rapidamente e questo è un ottimo modo per aiutare voi stessi a guarire su un sentiero dvanti a voi.

A volte torneremo a modelli dannosi e malsani quando le cose vengono fuori e riemergono, o quando le emozioni diventano troppo profonde e oscure. Può essere difficile riequilibrare completamente i vostri chakra quando non siete in grado di fare un cambiamento significativo e vi affidate ai vostri modelli e comportamenti per mantenervi "al sicuro" nell'identità che avete sempre conosciuto.

Questo è il motivo per cui diventa così impegnativo per le persone accendere questo processo: ti porta sulla strada della purificazione e della pulizia di tutti i pensieri negativi, le idee, gli schemi, i modelli, i ricordi e vari altri problemi del tuo sistema energetico e questo dà alle persone un sacco di risultati scomodi.

Se riuscite ad offrire a voi stessi un atteggiamento di compassione e comprensione durante i vostri momenti di "spurgo", allora potrete guarire più rapidamente i blocchi del vostro sistema. Un esempio di questo potrebbe essere fare lunghe passeggiate per riflettere e contemplare nella natura, mangiare pasti equilibrati e fatti in casa, fare un lungo bagno e rimboccarsi le coperte presto (invece di stare a letto al buio tutto il giorno) evitare il mondo esterno, bere o usare sostanze per il comfort e abbuffarsi di cibi malsani per riempire il vuoto.

Man mano che vi impegnate di più a cercare nei vostri chakra le risposte sulla vostra salute, energia e scopo, avrete una migliore sensazione di come aiutare voi stessi nei momenti più impegnativi. Potete essere molto utili al vostro processo di guarigione quando usate il vostro intuito, il vostro istinto e il vostro buon senso. Ecco un elenco di alcuni dei modi benefici che potete aiutare a guarire i vostri chakra:

- Trascorrete del tempo nella natura e vi connetterete con il mondo che vi circonda in modo significativo.
- Lasciate andare le dipendenze, siano esse dolci, snack, droghe, alcol o altro.
- Concentratevi su un approccio empatico e gentile, invece che critico o umiliante, quando parlate con voi stessi durante il vostro viaggio.
- Eliminate i possibili fattori scatenanti in anticipo.
- Tendete a tutti i livelli di voi stessi facendo un regolare check-in, chiedendovi:
-

"Come si sente il mio corpo? La mia mente? Il mio cuore? Il mio spirito?"

- Festeggiate con cibi sani e nutrienti e bevete molta acqua.
- Muovete il vostro corpo, anche se siete sdraiati sul pavimento e state solo prendendo a calci le gambe in aria.
- Visitate i luoghi che vi ispirano.
- Parlate delle vostre esperienze con qualcuno di cui vi fidate.

- Iniziate un diario per rivelare a voi stessi la vostra esperienza, in modo da poter mettere su carta i vostri pensieri e le vostre sensazioni.

- Riposatevi a lungo, anche dormendo profondamente la notte.

- Eliminate i confini con le persone, i luoghi o le cose che ostacolano il vostro progresso o che vi riportano ai vostri vecchi schemi e comportamenti che state cercando di cambiare.

- Usate la vostra voce per parlare della vostra esperienza.

Questo elenco è solo una panoramica generale di alcuni dei modi in cui potete davvero aiutare a influenzare un viaggio di guarigione e riequilibrare i chakra.

Potete imparare tutti i tipi di modi diversi per sostenere voi stessi e coloro che si sentono allineati con ciò che siete come persona in modo da poter abbracciare veramente la qualità della vita che state cercando.

Ci sono molti modi per uscire dalla vostra esperienza di guarigione e se continuate a guardare avanti dove volete essere, troverete la vostra destinazione in poco tempo.

Datevi il tempo e la pazienza, la compassione e l'amore mentre iniziate questo viaggio emozionante e cercate il modo di darvi sostegno lungo il cammino. Il prossimo capitolo vi fornirà i modi per promuovere la guarigione e il riequilibrio nei vostri chakra. Tutti i metodi del prossimo capitolo sono strumenti collaudati per aiutarvi ad allineare i vostri chakra alla loro vibrazione più alta.

CAPITOLO 6: METODI PER LA GUARIGIONE DEI CHAKRA

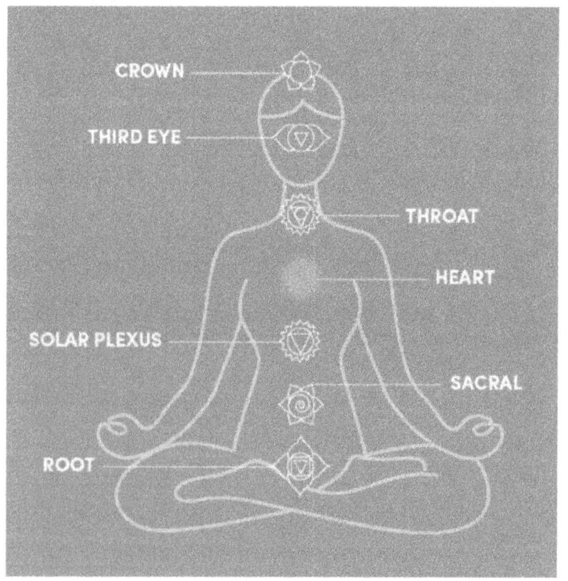

Chi siete e come vivete la vostra vita è assolutamente unico e tutti noi abbiamo il diritto di decidere come vogliamo andare in una ricerca di guarigione per aiutare noi stessi a trasformarci. Quando lavorate con i vostri chakra, avrete un'esperienza che nessun altro avrà perché nessun altro ha vissuto la vostra vita, o è esattamente come voi. Quindi, quando state esaminando questo capitolo sui metodi di guarigione dei chakra, tenete a mente tutti questi fatti.

Parte della guarigione è ascoltare la vostra intuizione e permetterle di aiutarvi ad andare avanti. Se qualcosa non vi sembra giusto, in questo momento, potete aspettare un po' più a lungo per praticare qualcosa o usare una specifica tecnica di guarigione fino a quando il vostro corpo non si sente abbastanza flessibile per questo, oppure avete più energia o apertura per ricevere le lezioni che stanno per essere risolte.

Il potere di guarire i chakra e di familiarizzare con il loro funzionamento e di informare la vostra esistenza quotidiana è una ricerca così vivificante e illuminante che richiederà molta connessione con voi stessi e con le vostre esperienze, sia del passato che del presente, mentre cercate di riempire il ruolo del sé.

I metodi che imparerete in questo capitolo sono stati usati per secoli in vari modi per modificare la vostra frequenza vibrazionale e raggiungere nuovi livelli di consapevolezza di sé e di illuminazione. Dopo tutto, lo scopo della guarigione dei vostri chakra è quello di trascendere il dramma umano e vivere in modo più libero e sano, e quindi il lavoro che farete per arrivarci sarà tutto incentrato sul modo in cui vi impegnate nel vostro viaggio.

Più spesso vi concentrate sulla guarigione di queste parti di voi stessi, più rapidamente arriverete ai risultati desiderati, e tenete a mente che il risultato desiderato probabilmente si sposterà e cambierà durante tutto il processo, mentre lavorerete più duramente per scavare più profondamente nelle caverne della vostra coscienza umana.

Questo viaggio è profondo e va molto al di sotto della superficie di ciò che state proiettando nella vostra vita così come la conoscete. Porterà all'attenzione tutte le ragioni nascoste di come vi siete comportati, perché vi siete trattenuti in certi modi, o come avete avuto squilibri nel vostro corpo o nella vostra mente per così tanto tempo.

I metodi che imparerete qui sono solo l'inizio e sono strumenti molto semplici per qualsiasi principiante per iniziare a risvegliare e ringiovanire i chakra. Il piano che creerete per voi stessi mentre usate queste informazioni dipende interamente da voi e potrete scoprire ancora di più su questi argomenti e su altri relativi alla connessione mente-corpo-spirito, al fine di avere un percorso di crescita più completo.

Ci saranno diverse sezioni da riempire, comprese le modalità che vi aiuteranno a trovare le risorse o gli ambienti giusti in cui fare questo lavoro energetico. A un certo punto potreste anche decidere di unirvi a una classe o a una comunità coinvolta in queste pratiche per spingervi ancora di più verso la guarigione.

Divertitevi a portare in vita questi metodi e queste pratiche nelle vostre normali routine di cura di voi stessi e siate testimoni di una sempre maggiore apertura attraverso il processo di espansione e di guarigione. Potreste voler tenere regolarmente un diario per prendere appunti sui vostri progressi. Può essere molto utile guardare indietro a dove avete iniziato o quando lavoravate su certi chakra per vedere le prove di quanto siete cresciuti e cambiati nel tempo.

Alcuni di questi metodi potrebbero richiedere l'acquisto di strumenti da un negozio o andare in un luogo fuori casa, ma nel complesso saranno semplici, convenienti e accessibili a tutti. Tutto ciò di cui avete bisogno è di voi stessi e della disponibilità a iniziare il vostro viaggio di guarigione!

Guarigione di cristallo

La guarigione di cristallo è un modo semplice di guarire lo squilibrio energetico utilizzando le pietre. Ci si può chiedere come può una pietra, un oggetto inanimato correggere un equilibrio energetico all'interno del corpo. Può sembrare una superstizione. Ora, pensate all'uranio, è anch'esso un oggetto inanimato, eppure, se gli state vicino, potete ottenere danni irreparabili al vostro corpo e alla vostra mente. Non c'è nemmeno bisogno di toccarlo o di entrare in contatto diretto con esso. Si può semplicemente rispondere che è un materiale radioattivo, ed è per questo che ci colpisce. La natura radioattiva è anche una forma di energia. Ogni oggetto in questo mondo ha la sua energia. L'energia è di solito molto sottile, e non possiamo sentirla. Tuttavia, i centri di energia sottile nel nostro corpo possono sentire questa energia, e usando queste pietre, si può aiutare a ristabilire l'equilibrio energetico. Se ci sono chakra con bassa energia, si possono usare cristalli che possono potenziare quei chakra e aiutare a ristabilire l'equilibrio. Allo stesso modo, nel caso di chakra iperattivi, si possono usare cristalli che assorbono quel tipo di energia.

Tuttavia, prima di maneggiare qualsiasi cristallo, è importante assicurarsi che i cristalli siano del tipo e della qualità giusta; l'uso di cristalli inferiori può non avere alcun impatto sui vostri livelli di energia. Questo non significa che dovete acquistare cristalli costosi come un diamante. Potete utilizzare alternative a prezzi accessibili, ma i cristalli utilizzati non devono essere inferiori o rotti. Se una pietra impallidisce per un certo periodo di tempo, per favore cambiatela. Prima di iniziare a usare qualsiasi tipo di cristallo, è importante che li eliminiate per qualsiasi tipo di energia residua. Non sarete certamente la prima persona a maneggiare il cristallo che utilizzerete, e ciò significa che il cristallo sarebbe venuto in contatto con diverse persone in passato. I cristalli possono trattenere le energie per un periodo molto lungo, e questo può funzionare contro di voi, poiché le energie trattenute dai cristalli possono anche essere negative. Per assicurarsi che questo non vi colpisca, si prega di pulire i cristalli con attenzione prima di utilizzarli.

Linee guida generali per la guarigione dei Chakra con i cristalli:

1. Sdraiati in una posizione comoda sul pavimento, su un letto o su un' altra superficie.

2. Posizionare la pietra sul chakra desiderato.

3. Fate diversi respiri profondi e rilassanti e connettetevi al vostro corpo.

4. Attraverso il tuo respiro connettiti all'energia della pietra. Concentratevi sul sentire la sua energia.

5. Concedetevi di sentire la vostra energia che si connette alla pietra. Fate molta attenzione e continuate a respirare profondamente e lentamente.

6. Concentratevi sulle vostre sensazioni in quest'area. Quali idee/pensieri/immagini/ricordi/memorie vi vengono in mente qui?

7. Trascorrete del tempo "ascoltando" la vostra energia e lasciatela emergere secondo le vostre necessità. Sperimentate l'energia della sua manifestazione e lasciatela fluire nella pietra appoggiata sul vostro chakra.

8. Immaginate le idee/pensieri/ricordi/immagini negative che vengono rilasciate nella pietra e che lasciano il vostro corpo.

9. Visualizzate il vostro chakra che si ricarica e si illumina di luce. Sentite l'energia di questa pietra che si impadronisce delle vostre ferite e del vostro dolore e vi solleva da esse.

10. Togliete la pietra dal vostro chakra e meditate su come si sente la vostra energia. Permettete a voi stessi di elaborare i sentimenti e le emozioni più profonde che potrebbero essere emerse. Preparatevi a far riemergere pensieri e sentimenti in seguito, dopo aver finito di meditare.

Queste istruzioni di base sono tutto ciò di cui avete bisogno per iniziare a guarire con i cristalli. Potete applicare questi passaggi di base ad ogni chakra e ci vorranno da 10 minuti a un'ora. Troverete un sacco di energia di guarigione da questi piccoli tesori della Terra, e più li usate, meglio guarite. Possono essere abbastanza impressionanti nelle loro capacità e vi aiuteranno davvero ad ingrandire i problemi che devono essere sbloccati. Considerate di usarli in ogni meditazione sui chakra che fate per iniziare il vostro percorso di guarigione.

Andando avanti nella sezione successiva, imparerete cos'è lo Yoga e come ha un impatto sulla vostra energia dei chakra.

Pratiche Yoga

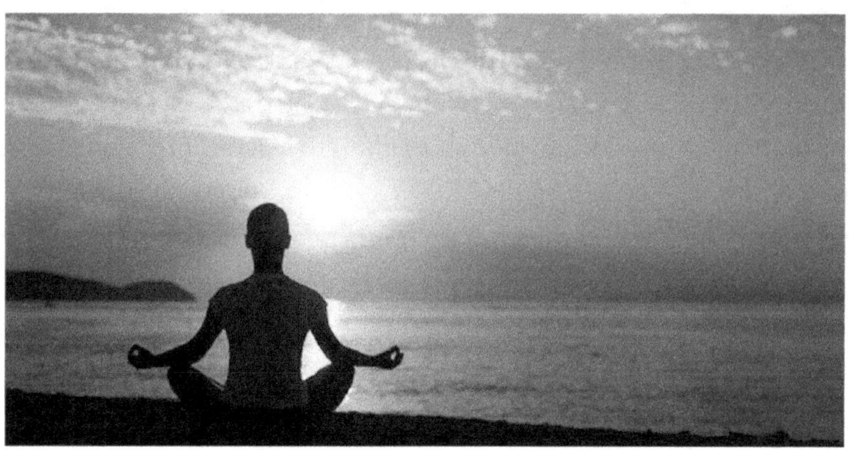

Per il mondo occidentale lo yoga è soprattutto un modo per rimanere in forma fisica e mentale. Tuttavia, il sistema indiano Pranicsystem o il sistema vedico lo considerava molto di più di un modo per rimanere in forma.

Nel sistema vedico, lo Yoga ha 8 braccia.

1.   **Yama (Codici morali)**

2.   **Niyama (Autopurificazione e studio)**

3.   **Asana (Postura)**

4.   **Pranayama (Controllo del respiro)**

5.   **Pratyahara (Controllo del senso)**

6.   **Dharana (Concentrazione)**

7.   Dhyana (Meditazione)

8.   Samadhi (Assimilazione con l'Energia Universale)

Come potete vedere, le prime quattro parti riguardano il controllo del corpo e della mente. Esse affrontano i problemi che il corpo deve affrontare. Attraverso varie posture, come il controllo del respiro e l'autopurificazione, si rende il corpo sano e in forma. Queste cose vi danno il potere di mantenere il vostro corpo allineato. Il resto delle quattro parti dello yoga non sono fisiche, ma più incentrate sullo sviluppo mentale ed emotivo. Come potete vedere qui sopra, la settima parte dello yoga è la meditazione. Quindi, sia lo yoga che la meditazione sono usati per lo stesso scopo, sono parte della stessa sequenza. Come potete vedere, anche nello Yoga, l'obiettivo finale è quello di ottenere un tutt'uno con l'energia universale. Nella cultura vedica, tutte le parti alla fine portano a un unico obiettivo, e questo è la liberazione finale del corpo, della mente e dello spirito. Tuttavia nello yoga ci sono specifiche asana o posture che possono aiutarvi a mettere la giusta pressione sui chakra richiesti. Potete anche fare yoga per mantenere bene i chakra.

Meditazione e consapevolezza

La meditazione è uno dei modi più precisi per guarire e bilanciare i chakra. I Veda danno molta importanza alla meditazione. A differenza del mondo occidentale, i Veda non vedono la meditazione come un modo per calmare la mente o per calmare il chiacchiericcio della mente. I Veda considerano la meditazione come il modo più concreto per connettersi alla vostra coscienza interiore. Con l'aiuto della meditazione si può costruire un fuoco affilato come un rasoio e individuare le proprie energie nelle aree specifiche in cui è necessaria. Non c'è altro modo per guarire e bilanciare i chakra in modo così accurato. La meditazione è considerata un mezzo superiore per diversi motivi.

In primo luogo, è un processo interno per canalizzare l'energia e non richiede alcun aiuto esterno.

In secondo luogo, porta i cambiamenti gradualmente, e quindi i vostri centri energetici ottengono il tempo adeguato per adattarsi. Non c'è un cambiamento improvviso e rapido di energia, che a volte può essere motivo di preoccupazione.

Terzo, la meditazione aumenta la vostra attenzione sulle vostre energie sottili e sui centri energetici. Questo previene anche frequenti blocchi.

Quarto, i chakra hanno un equilibrio energetico molto delicato. Anche i mezzi esterni usati per guarire i chakra possono causare più danni, poiché non c'è modo di giudicare l'esatta quantità di spinta energetica richiesta. Di solito funziona per tentativi attraverso i mezzi esterni, e la tua ipotesi potrebbe essere giusta come la mia. Tuttavia, la meditazione porta i cambiamenti in modo molto sottile senza causare alcun disturbo al flusso di energia degli altri chakra.

Quinto, è una pratica salutare per mantenere il corpo e la mente in sincronia. Calma la mente e calma anche le emozioni. Praticando la meditazione, sarete in grado di dare uno sfogo alle vostre emozioni represse. Anche lasciare andare i ricordi del passato e i pensieri regressivi diventa più facile. Quindi come avete appena visto, i benefici dell'uso della meditazione sono molteplici.

Le seguenti linee guida vi offriranno una pratica di meditazione e di consapevolezza semplice e generale che potrete praticare ogni giorno o tutte le volte che vorrete:

Linee guida generali per la meditazione e la consapevolezza

1. Trovate uno spazio che sia il più confortevole per voi. Cercate di trovare una zona dove non sarete interrotti o disturbati.

2. In genere la meditazione è più comoda in posizione seduta o sdraiata. Potete farlo in piedi se volete avvicinarvi in questo modo. Tuttavia, la posizione più comoda è quella da cui si dovrebbe iniziare. Provate una posizione seduta per iniziare.

3. Chiudete gli occhi e fate dei respiri profondi dentro e fuori. Godetevi dei respiri lenti e profondi per alcuni istanti e mettetevi a terra.

4. Mentre vi rilassate notate i pensieri che vi vengono in mente, non ignorateli e non cercate di metterli a tacere. Notate quali sono i pensieri, riconosceteli e continuate con il vostro stato meditativo.

5. Potreste voler notare se potete attribuire qualsiasi pensiero a un particolare chakra, ma in generale, cercate di concentrarvi solo sulla vostra energia e sul vostro respiro.

6. I vostri pensieri possono fluire nella vostra mente per un po' di tempo mentre cambiate marcia e ricalibrate la vostra energia per essere in uno stato di calma e di pace interiore. Lasciate che i pensieri si lavino su di voi e poi si allontanino come la marea dell'oceano.

7. Rimanete in questa posizione fino a quando non sentirete la totale immobilità del pensiero (questo può richiedere pratica, ma non arrendetevi. Possiamo tutti arrivare a questo punto nella nostra coscienza).

8. Quando arrivate all'immobilità della vostra mente, continuate a rilassarvi e a respirare e rilasciate tutto ciò a cui potreste ancora aggrapparvi.

9. Godetevi alcuni minuti di ascolto del vostro respiro, dei vostri pensieri vuoti e del mondo che vi circonda. Quando siete pronti, aprite gli occhi e cominciate a notare ogni piccolo dettaglio dello spazio in cui vi trovate. Notate il profumo, la temperatura dell'aria e la sua quiete, o il movimento. Prendete nota dell'energia dello spazio e dei suoni. Notate i muri, o se siete in natura, gli alberi. Fate attenzione ai dettagli e avvicinatevi ad ogni momento.

10.   Godetevi questo stato di consapevolezza per tutto il tempo che volete, vedendo, sentendo e percependo il mondo intorno a dove siete seduti. Questo può aiutarvi a portare la vostra mentalità meditativa nel mondo fuori di voi, in modo che possiate raggiungere la meditazione in ogni momento in cui vi trovate.

11. Per riconnetterti alla tua vita quotidiana chiudi di nuovo gli occhi e fai qualche respiro profondo ed espira. Raggiungete le mani sopra la testa e premete insieme i palmi delle mani.

12. Abbassate le braccia in modo da portare le mani davanti al cuore, come se stessero pregando. Fate un ultimo respiro profondo e andate avanti con la vostra giornata.

Questa pratica di meditazione/memorizzazione molto semplice può essere applicata in vari modi a qualsiasi meditazione sui chakra che state facendo. Lo scopo essenziale di uno stato meditativo è quello di riorganizzare la tua energia in modo che corrisponda alla frequenza vibrazionale della pace e della calma interiore, in modo che tutti i tuoi sistemi possano funzionare in modo ottimale.

I vostri pensieri sono importanti, quindi anche se avete delle chiacchiere mentali mentre siete impegnati in questa attività, potrebbe essere una buona cosa per aiutarvi a informarvi di ciò che sta venendo a galla. Quando vi impegnate nella meditazione allo scopo di guarire e sbloccare i chakra, i vostri pensieri vi saranno utili per guidarvi verso ciò che deve essere guarito e sbloccato, o bilanciato.

Nella prossima sezione, esamineremo i modi in cui potete incorporare una tecnica di guarigione dei chakra alla vostra meditazione già esistente e alla vostra pratica di consapevolezza, usando la visualizzazione creativa.

Visualizzazione dei chakra

All'inizio di questo libro avete usato la visualizzazione creativa per fotografare ciascuno dei vostri chakra e conoscere la loro posizione e il colore che rappresenta ciascuno di essi. Hai anche imparato che il terzo occhio, o chakra delle sopracciglia (6° chakra) è il punto in cui sei in grado di immaginare le immagini all'interno della tua mente. La visualizzazione creativa proviene da questa parte della mente e dalla "vista" del centro energetico della fronte e può essere molto utile nel vostro viaggio di guarigione per aiutarvi a vedere ciò che non può essere visto dagli occhi fisici.

Mentre strutturate il vostro processo di guarigione dei chakra potete incorporare l'uso di cristalli e pietre preziose, lo yoga, la meditazione e la consapevolezza, e la visualizzazione creativa. Immaginare l'azione che si vuole ottenere e i risultati desiderati è stato dimostrato che aiuta le persone a lavorare attraverso vari problemi mentali, emotivi e fisici. È un ottimo modo per entrare in contatto con le immagini del sé e per percepire ciò che accade a livello energetico all'interno del proprio corpo.

Un modo utile per capire la visualizzazione creativa è pensare a come appare quando si sogna. Quando la notte dormite, la vostra mente inconscia è al lavoro, interpretando i sentimenti, le azioni e le energie del giorno o della settimana attraverso una serie di immagini proiettate dalla vostra mente e dalle onde cerebrali interne. Quando vi svegliate, cercate di ricordare ciò che avete "visto" nel vostro sogno mentre dormivate e siete in grado di mettere insieme un breve filmato di quell'esperienza del mondo dei sogni.

La visualizzazione creativa è molto simile a questa, tranne per il fatto che sei sveglio e concentrato su ciò che stai cercando di vedere, avendo un maggiore controllo sulle immagini che vengono proiettate nella tua mente. Quando usate questa tecnica, insieme alla meditazione e ad altri strumenti e metodi, otterrete un rilascio e un equilibrio ancora maggiore all'interno dei vostri centri energetici.

Ogni vostro chakra può essere meditato uno alla volta durante un rituale di guarigione o una pratica, e potete anche immaginare il vostro intero sistema di chakra mentre lavorate. Il punto è che voi "vedete" l'energia di questi punti nel vostro corpo e vi collegate ad essi uno ad uno e come un tutt'uno.

Il seguente esercizio di visualizzazione creativa, combinato con una meditazione, vi darà una visione d'insieme di come lavorare con i chakra uno ad uno. In questo caso, sarete in grado di inserire il chakra che vi serve per passare il tempo a guardare. Potete anche modificare queste tecniche quanto volete. È un processo creativo e può essere unico per voi e per il vostro stile di immaginazione, creatività e guarigione.

Linee guida generali per la visualizzazione creativa e la guarigione dei chakra

1. Iniziate la vostra pratica di visualizzazione seguendo le Linee guida generali per la meditazione e la consapevolezza. Vorrai essere seduto o sdraiato in una posizione comoda e connetterti al tuo respiro a terra e al centro di te stesso.

2. Meditare per diversi momenti con il respiro, per rilassare la mente e prepararsi a lavorare nell'occhio interiore.

3. Iniziate a immaginare il centro chakra su cui state lavorando. Mettetelo a fuoco nella vostra mente. Guardate il centro di esso e quanto è ampio. Vedi il colore e la sua luminosità o ottusità. Vedi l'area del tuo corpo dove si trova.

4. Trascorrete del tempo concentrandovi su questa energia e lasciate che voi stessi sentiate fisicamente qualsiasi energia nel vostro sistema collegato a questo centro chakra. Cosa vedi quando guardi questa parte del tuo corpo?

5. Permettete a qualsiasi immagine o pensiero e idea di emergere e di riconoscerli. Comunica con loro nel tuo occhio e nella tua mente e chiedi loro di cosa hanno bisogno. Se sentite una certa tensione in questa zona, o un ristagno, da cosa è rappresentata? Un'immagine? Un oggetto? Un ricordo? Usate la vostra visualizzazione creativa per vedere veramente ciò a cui l'energia si aggrappa qui.

6. Giocate a lungo con quest'area. Provate a vedere solo questa parte del vostro corpo e non concentratevi ancora su altre parti, a meno che non siate attratti o guidati ad altri chakra dalla vostra intuizione.

Affidatevi alla vostra guida interiore per sostenere il vostro viaggio di visualizzazione della guarigione.

7.	Lasciatevi trasportare dalle immagini e dalle idee di questa zona su cui state lavorando. Cosa succede all'energia quando si cerca di cambiarla attraverso la visualizzazione creativa? Esercitatevi ad alterare le idee, le immagini o i pensieri in nuove immagini (ad esempio: il tuo dolore al cuore sembra un grosso elefante che sta in piedi sopra il tuo petto, così lo rimpicciolisci fino a un topolino con dei piccoli occhietti dolci e teneri che vuole annusare vicino a te per comodità ed è molto più leggero, delicato e tenero).

8. Cercate di esplorare diversi modi di immaginare e visualizzare queste trasformazioni. Un altro esempio potrebbe essere quello di vedere un ricordo doloroso dell'infanzia, per esempio quando i vostri genitori litigavano. Potete trasformare il ricordo per vedere il vostro presente apparire nella memoria e abbracciare teneramente il vostro giovane sé, offrendo un energico conforto all'esperienza attraverso la visualizzazione.

9. Ci sono molti modi in cui queste immagini o sentimenti energetici possono apparire e si può decidere la trasformazione creativa che si vuole invocare. Potete vederla quasi come un sogno lucido, avendo il controllo del vostro stato di sogno e facendo delle scelte all'interno di quello spazio per alterare efficacemente l'energia del momento in cui vi trovate.

10. Pratica questa meditazione di visualizzazione per il tuo chakra per tutto il tempo necessario.

11. Rimettetevi a fuoco collegandovi di nuovo al vostro corpo fisico. Portate la vostra attenzione al vostro respiro e vedete tutto il vostro corpo negli occhi della vostra mente.

12. Aprite gli occhi e cominciate a notare con attenzione lo spazio intorno a voi. Sdraiatevi in questa posizione per alcuni minuti respirando e riflettendo su ciò che avete "visto" nella vostra meditazione di visualizzazione.

13. Incorporate cristalli e pietre preziose per migliorare il viaggio.

14. Provate una posa yoga per riportarvi in equilibrio per raggiungere uno stato di consapevolezza più elevato con tutto il vostro essere.

15. Fate alcune inalazioni ed espiri profondi e andate avanti con la vostra pratica quotidiana.

La visualizzazione creativa funziona a meraviglia ed è sempre utile in qualsiasi pratica di meditazione che incorporate nel vostro percorso di guarigione. Focalizzarsi su ogni frequenza energetica, passandone una alla volta, vi aiuterà a conoscere meglio tutti i chakra individualmente, in modo da poterli bilanciare in modo più efficace nel loro insieme. Il perseguimento dell'equilibrio energetico che state cercando richiede tempo e la visualizzazione è uno strumento divertente e creativo per aiutarvi a capire e identificare ciò che è in agguato sotto la superficie e nel profondo del vostro campo energetico.

Tutti i metodi di questo capitolo sono ricette per rompere i blocchi dei chakra e gli squilibri energetici per aumentare la frequenza vibrazionale e vivere una vita felice, sana e gioiosa. Potete usarli da soli o creare i vostri unici rituali di guarigione dei chakra che li incorporano in un unico approccio. Le possibilità sono infinite e man mano che si diventa più dettagliati con il lavoro di guarigione, e più si pulisce e si riequilibra la propria energia, migliore sarà il proprio intuito nel sapere esattamente di cosa si ha bisogno e quando ne ha bisogno.

Tutto ciò che apprenderete da questo capitolo è per aiutarvi ad impegnarvi in una prospettiva di guarigione e può essere usato in aggiunta a qualsiasi altra pratica di guarigione di cui avete bisogno per diventare equilibrati e completi. Non intendono sostituire la consulenza medica o l'orientamento professionale di un operatore sanitario. Tutti questi sistemi di guarigione possono lavorare bene insieme per aiutarvi a raggiungere la vostra più grande salute e la vita più abbondante.

I capitoli successici di questo libro vi aiuteranno a capire il percorso migliore per aiutarvi a mantenere un regolare equilibrio quotidiano con la vostra energia chakra e il vostro stile di vita. È tutto nelle vostre mani e voi siete il creatore del vostro viaggio di guarigione. Il supporto positivo delineato nei prossimi capitoli ha lo scopo di offrirvi la motivazione, la guida e gli strumenti per mantenere un'integrità e una felicità in tutti i vostri chakra.

Oli essenziali

L'Ayurveda, la branca della medicina vedica seguita nell'antica India, ha dato molta importanza alle piante nella nostra salute. Essa afferma che ci sono diverse piante che hanno un forte uso medico nella nostra vita. L'uso di queste piante in varie forme può aiutare a trattare problemi di vario tipo. Anche lo squilibrio energetico curativo dei chakra è uno di questi. Ci sono molte piante esotiche che producono alcune erbe che possono influenzare i livelli di energia nel vostro corpo. Estratti da tali piante possono essere utilizzati sotto forma di oli essenziali per trattare molti tipi di squilibri energetici.

Ci sono molti modi popolari per utilizzare gli oli essenziali. È possibile mescolare l'olio essenziale in qualsiasi olio vettore e applicarlo direttamente sulla pelle nella zona interessata, e questo può aiutare a ripristinare l'equilibrio energetico. Questi oli essenziali possono anche essere utilizzati per l'aromaterapia, dove viene utilizzato in bastoncini d'incenso per lenire il vostro senso attraverso il profumo.

Cambiamenti dello stile di vita

Le nostre azioni influiscono sul funzionamento del nostro sistema energetico. Il modo più semplice per capire è conoscere la terza legge del moto di Newton. La teoria afferma che ogni azione ha una reazione uguale e contraria. Quando rimproveri una persona o ti arrabbi con qualcuno, non solo causi dolore e sofferenza a quella persona, ma anche il tuo meccanismo interno viene influenzato dal disprezzo di te stesso; non si resta indifferenti a questa esplosione di energia, è una reazione naturale. Allo stesso modo, se sorridi dopo aver guardato qualcuno, mostri affetto, o fai qualche tipo di azione per gli altri, vedrai una morbidezza di emozione svilupparsi dentro di te.

Tutto questo per dimostrare che ogni azione nella vita influenzerà i vostri chakra. Per esempio, se hai l'abitudine di mentire troppo o sei un bugiardo abituale, il tuo chakra della gola sarà sempre fuori equilibrio. Può rendervi ancora più loquaci, poiché questo è l'effetto collaterale dell'eccessiva energia in questo chakra, ma questo non lo rende buono. Il modo migliore per portare equilibrio al chakra della gola iperattivo è smettere di mentire compulsivamente. Allo stesso modo, ci sono molti semplici modi per mantenere i chakra in equilibrio; non sarebbe necessario un grande sforzo per farlo. Quindi, se conosci il chakra con uno squilibrio nella tua vita, puoi iniziare a seguire questi consigli.

CAPITOLO 7: MANTENIMENTO DELLE VIBRAZIONI POSITIVE

Quando si arriva a conoscere se stessi in modo pratico ed energico, si annuncia a se stessi come ci si vuole sentire e chi si vuole diventare. Stiamo sempre attraversando una sorta di processo di crescita e trasformazione, anche quando non ci rendiamo conto che sta accadendo, e quando si crea consapevolezza di questa parte di te stesso, è molto più facile mantenere lo stile di vita che funziona meglio per te perché ci si sente più integri e sani.

Con tutta la conoscenza che avete acquisito finora da questo libro, potete capire la qualità della vostra frequenza vibrazionale in modo tale da sapere quali passi intraprendere per guarire gli squilibri. La direzione che prendete sarà una sorpresa per voi, perché man mano che vi muovete in questo processo scoprirete misteri inaspettati nel profondo degli strati del vostro essere che sono pronti per la messa a fuoco e l'incoraggiamento a guarire.

I progressi che farete dipenderanno sempre dal vostro interesse per la vostra crescita e dalle vostre scelte per manifestare la trasformazione che desiderate lungo il cammino. Il progresso può essere fermato, perturbato, imbarazzante, mutevole, impegnativo e difficile. Può anche fluire in modo tranquillo, sereno, aperto e rinfrescante. Ciò dipende solo da dove vi trovate nel vostro processo di guarigione e da come lavorate nei momenti difficili che vi aiuteranno ad allinearvi con la vostra espansione.

Quando sarete pronti a dispiegarvi completamente, i vostri chakra vi diranno come guidare e dirigere la vostra guarigione. Quando vi lasciate andare e lasciate scorrere, potete davvero sentire la guida e il sostegno di voi stessi per fare questo lavoro impegnativo e di apertura. Ciò che otterrete da questa regolare attenzione alla vostra energia vibrazionale è una lunga vita di mantenimento, accadrà sempre più spesso di sentirvi carichi e vivi, di esprimere il vostro vero potere e il vostro valore, di lasciare che l'amore cresca con voi mentre crescete, e di sentire il vostro intuito prosperare attraverso tutte le questioni della vita mentre andate avanti.

Le sezioni successive sono pronte a fornirvi tutti gli strumenti di supporto di cui avrete bisogno per rimanere concentrati con la vostra guarigione energetica e il riequilibrio dei chakra. Questi metodi e strumenti sono semplici e pratici e, con la pratica regolare, informeranno la vostra esperienza di vita in modi nuovi ed espansivi. I luoghi in cui viaggerete all'interno del vostro mondo di luce sono un processo di scoperta emozionante e dovrebbero essere considerati come un viaggio profondamente personale e magico come nessun altro che avete conosciuto.

Praticare l'Auto-Amore

Ci sono molti modi in cui le persone praticano l'amore per se stesse, ma cosa significa questo e come può aiutare i chakra? Se avete imparato qualcosa da questo libro, allora sapete che l'energia si manifesta attraverso le emozioni e che quando stiamo sperimentando "l'energia dell'amore" siamo ad una frequenza vibrazionale più alta. Questa frequenza è ciò che guarisce le persone quando sono malate, le calma quando sono angosciate e le fa sentire come se tutto andrà bene.

Le vibrazioni d'amore sono una frequenza specifica e possono correggere molta energia negativa, stimolando un riequilibrio dei chakra che potrebbe essere bloccato o problematico. Tutta l'energia del chakra del cuore vuole vibrare alla frequenza dell'amore e cerca soprattutto la guarigione in questo campo.

Quando avete un chakra a cuore aperto, vi state impegnando in un'alta vibrazione di energia che avrà un grande impatto su tutti gli altri chakra e vi aiuterà a connettervi più profondamente e compassionevolmente al vostro viaggio di guarigione. Può essere un'esperienza difficile, guarire le ferite del cuore, e quando lo farai, lo farai amando te stesso al massimo.

Alcune persone potrebbero preoccuparsi di essere troppo narcisiste o egoiste nell'amare se stesse, tuttavia, l'auto-amore non è mai stato inteso come qualcosa che possa essere interpretato come negativo, come lo sono il narcisismo e l'egomania; l'auto-amore è una forma di ego sano ed equilibrato di sé e ruota attorno all'amore per gli altri. Quando sei in grado di amare te stesso fino in fondo, ti godi passivamente l'amore di tutti gli esseri della Terra, e sei molto più in grado di offrire il tuo amore in cambio.

La connessione tra il chakra del cuore e le palme è molto forte. Avete migliaia di nervi e recettori nelle vostre mani che possono comunicare con il vostro cervello in vari modi. Il tatto è uno dei nostri sensi più potenti e informa molte delle nostre esperienze energetiche. Le vostre mani hanno anche potenti centri energetici nei palmi delle mani.

Potete spostare l'energia del vostro cuore semplicemente mettendo la mano su questo chakra e facendo diversi respiri profondi. Provate la seguente Meditazione del Chakra del Cuore Auto-Amore per aiutarvi a vedere cosa può fare alla vostra energia complessiva:

Meditazione sul chakra del cuore per l'auto-amore

1. Sedetevi in una posizione comoda e chiudete gli occhi.

2. Mettete a fuoco il vostro respiro e inspirate ed espirate profondamente.

3. Portate entrambe le mani al chakra del cuore e appoggiatele sul cuore, una sopra l'altra, con i palmi verso il basso.

4. Sedetevi in questa posizione per alcuni momenti e continuate a respirare profondamente.

5. Visualizzate l'energia verde del chakra del cuore che si allarga e si apre per ricevere il dono del vostro amore. Lasciatevi sorridere mentre ammorbidite il viso e la mascella.

6. Concentratevi sui vostri pensieri e lasciate che tutto ciò che è negativo venga lavato via e liberato.

7. Pensate, o dite ad alta voce il seguente mantra:

"Sono pronto a ricevere amore da me stesso.

Sono degno di essere amato da me stesso.

Sono una persona buona e gentile e mi sento aperta ad amare chi sono e so cosa voglio in questo mondo.

Mi sta bene lasciare andare qualsiasi pensiero e idea negativa che ho su me stessa.

Mi sta bene assumermi la responsabilità di amarmi bene.

Ho molto amore da dare e lo do a me stessa ora".

8. Potete cambiare le parole per essere più specifici su di voi e su chi siete, oppure potete usare solo una di queste frasi e ripeterla più e più volte. Dipende da voi.

9. Sedetevi a riposo per alcuni momenti con le mani spostate sulle ginocchia e rilassatevi con una sensazione di calma e di cuore aperto.

10. Aprite delicatamente gli occhi e tenete con voi la vostra vibrazione d'amore. Potete ripetere questa meditazione ogni volta che cominciate a dubitare di voi stessi o cominciate a pensare o a dire parole o idee negative su voi stessi.

Lo scopo dell'amore di sé in tutto questo è che vi allineiate più frequentemente con la frequenza dell'amore e l'energia di quella vibrazione per aiutarvi a rimanere concentrati sul vostro percorso di guarigione. È notevole quanto possano essere efficaci le pratiche salutari di auto-amore, e molte di queste pratiche includono alcuni dei metodi di guarigione dei chakra che avete già imparato in questo libro.

Date un'occhiata a questa lista di idee esemplificative su come praticare l'amore di sé regolarmente, ogni giorno (e voi volete praticare l'amore di sé ogni singolo giorno per il vostro beneficio e la vostra guarigione):

- Praticare l'esercizio fisico curativo, come lo yoga, la danza, il nuoto, il camminare, il ciclismo, ecc.

- Nutrirvi bene (cioè, lasciate perdere le cianfrusaglie e mangiate un pasto equilibrato).

- Praticare la meditazione e la consapevolezza.

- Offritevi un regalo di qualche tipo (non dovete comprarvi qualcosa tutti i giorni; il regalo potrebbe essere quello di guardare il vostro film preferito alla fine della giornata, oppure andare al vostro parco preferito e fare un picnic rilassante. Può anche essere un oggetto che si desiderava ottenere, o un cono gelato di lusso).

- Riposatevi bene e mettetevi a letto a un'ora ragionevole.

- Praticate l'affermazione dell'amore e la meditazione (vedi Meditazione del Chakra del Cuore di Auto-Amore)

- Prendete il viaggio che avete sempre voluto fare e mettete da parte del tempo per risparmiare denaro.

- Godetevi un bagno rilassante a lume di candela.

- Esci per un appuntamento, vestiti elegantemente e concediti una bella serata nel tuo ristorante preferito.

- Trascorrete il tempo accarezzandovi con amore e sentendo il vostro tocco affettuoso.

- Create dei sani confini con le altre persone e situazioni della vostra vita che contrastino con le vostre pratiche di auto-amore.

- Iniziate a cercare la carriera più significativa per voi, una carriera che avete sempre desiderato.

- Festeggiate i vostri successi e i vostri fallimenti con buone esperienze e occasioni.

Nota* I nostri "fallimenti" e gli errori sono altrettanto importanti quanto il nostro successo. Sono il modo in cui impariamo e insegniamo a migliorarci e dovrebbero essere ugualmente celebrati come un modo per aprire nuovi orizzonti e scoprire di più su dove vogliamo andare.

- Insegnate a voi stessi qualcosa che avete sempre voluto imparare.

Questi sono solo alcuni esempi di come praticare l'amore per se stessi, e potreste avere già qualche idea su ciò che si addice a voi e su come volete impegnarvi per praticare l'auto amore. Rendetelo un rituale quotidiano e lasciate che diventi il vostro punto di partenza regolare ogni giorno. Se vi sentite come se foste senza amore per voi stessi, potete facilmente tornare a quell'energia e a quella frequenza ricordandovi con la meditazione del Chakra del Cuore dell' auto Amore delineata in questo capitolo.

Equilibrio e armonia

Collegarsi all'energia del cuore avrà un impatto enorme sul vostro viaggio di guarigione e vi aiuterà a mantenere un equilibrio di "tutto andrà bene e sono bravo a prendermi cura dei miei bisogni". Una volta iniziato il lavoro di guarigione dei chakra, si aprono un sacco di tipi diversi di barattoli di vermi che devono essere affrontati e compresi. Questa fase non è per nulla facile da affrontare, ma con impegno e perseveranza, la potrete superare. Questo può essere un momento emotivo e si può essere inclini a rifiutare molti dei propri sentimenti o esperienze e si può finire per tornare a vecchie abitudini e modelli che si sentono più "a proprio agio".

La verità è che l'unico modo per sentirsi a proprio agio in quelle realtà è quello di imparare a vivere così, come per esempio evitare sempre il confronto a scapito dei propri sentimenti; scegliere la bottiglia di vino rosso invece dell'acqua e di una buona notte di sonno; dire a se stessi che si otterrà quello che ci si è prefissato, più e più volte. Per quanto tu abbia imparato a vivere la tua vita con certi comportamenti, pensieri e idee, puoi disimpararli insegnando a te stesso nuovi modi di equilibrare e armonizzare la tua energia per riflettere maggiormente la tua vera natura.

Che cos'è la vera natura e come lo scopri? Se mai dovessi lottare e combattere contro te stesso , e anche contro gli altri, agirai contro ciò che vuoi veramente per te stesso. Se state lavorando in una carriera che prosciuga le vostre energie e vi fa sentire infelici, allora non avete ancora trovato la carriera giusta per voi stessi. Se non vi sentite a vostro agio a rimanere sposati con qualcuno che vi fa dubitare di come vi piace essere, allora è probabile che non sia la relazione giusta per voi. Se state lottando per rimanere concentrati su ciò che volete veramente fare nella vostra vita, è perché state ascoltando le vostre paure che non sarà possibile.

Trovare l'equilibrio e l'armonia con te stesso significa che devi lavorare ogni giorno per capire quale sia il tuo atteggiamento verso la tua vita e verso te stesso, e come mantenere questa filosofia ed energia. Attraverso il processo di guarigione del lavoro con i vostri chakra, scoprirete molte di queste verità su chi siete, su cosa volete di più e su cosa è probabile che ci sia sul vostro cammino per arrivarci.

Trovare l'armonia e l'equilibrio in quei tempi può sembrare un compito arduo e la vostra energia e il vostro atteggiamento verso la vostra crescita è ciò che vi aiuterà a continuare ad andare avanti. Il modo migliore per raggiungere l'armonia e l'equilibrio è lavorare con l'energia degli opposti. Ecco un esempio di cosa significa:

- Siete arrabbiati e frustrati e non riuscite a lisciare le vostre piume dopo settimane che vi capita di sentirvi bloccati in un solco con le vostre pratiche di guarigione dei chakra. Vi state impegnando con tutti i metodi che vi sono stati mostrati e avete ancora fatto dei progressi. Vi sentite insicuri su cosa fare dopo e quindi vi permettete di sentirvi dolorosi e a disagio per quello che state facendo, rifiutando gli obiettivi che avevate in mente e il processo che state attraversando.

- Per ritrovare l'armonia e l'equilibrio, considerate l'energia a cui vi state aggrappando. Essa ci sta dicendo che non potete fare questo e che non riuscirete mai a capire come guarire in questo modo, o che dovreste semplicemente smettere perché non vedete grandi differenze o cambiamenti. Quando ti vengono in mente questi sentimenti, vuol dire che ti stanno chiedono di spostare le tue idee e di cercare dentro di te una voce alternativa per informare i tuoi progressi. L'armonia e l'equilibrio che potete ritrovare deriva dall'insegnare a voi stessi come elaborare efficacemente questo tipo di sentimenti.

- Per rassicurarvi che state facendo bene potete modificare la vostra percezione della situazione contemplando le vostre emozioni e il motivo per cui stanno accadendo. Avete in mente un risultato immediato? Prevedete di guarire solo per un certo periodo di tempo? Siete ansiosi di cambiare e quindi frustrati perché avete notato dei cambiamenti importanti? Siete in grado di riconoscere che le sensazioni che state provando riguardano la crescita e che state facendo progressi, proprio in questo momento?

⚮ L'armonia e l'equilibrio richiedono riflessione e contemplazione. Per raggiungere questo stato d'essere, dovete mettere in discussione la vostra posizione, i vostri sentimenti e le vostre esperienze.

Può sembrare troppo semplice, ma la verità è che oscillerete sempre avanti e indietro finché non avrete imparato a comprendere i vostri processi energetici. Quando qualcosa è negativo, cercate il positivo (gli opposti). Non è difficile trovare gli schemi, una volta che si comincia davvero a prestare attenzione. Una volta identificati gli schemi che create con le vostre emozioni e le vostre energie, allora saprete come cambiarli, riguadagnando così equilibrio e armonia.

Siate pazienti con voi stessi e agite per curiosità piuttosto che per un giudizio su voi stessi. Si può sempre trovare una migliore armonia interiore quando si è curiosi invece che accusatori.

Applicazioni per tutti i giorni

La vostra pratica quotidiana di guarigione dei chakra è già tutta descritta in questo libro. Ogni capitolo vi ha dato tutta la conoscenza, la comprensione e gli strumenti di cui avete bisogno per iniziare questo viaggio epocale. Ci sono posti per voi per scavare profondamente in voi stessi e scoprire le vostre belle verità, sepolte sotto gli strati di blocchi e squilibri energetici. Cosa si nasconde lì sotto? Siete pronti a guardare?

Per aiutarvi a mettere a fuoco il vostro percorso di guarigione con i vostri chakra, ecco una lista di applicazioni quotidiane per mantenervi concentrati e praticare:

1. Iniziate la giornata con una meditazione e un po' di yoga invece di 3 tazze di caffè.

2. Trascorrete il tempo sotto il sole del mattino con il vostro diario e il tempo per riflettere.

3. Esercitatevi con la mente mentre andate al lavoro.

4. Fate una pausa di meditazione in ufficio.

5. Portate con voi i vostri cristalli di guarigione chakra preferiti in modo da potervi sentire energeticamente armoniosi.

6. Prendetevi del tempo nella vostra giornata per controllare i vostri sentimenti e il vostro corpo fisico. Per esempio se hai tensioni da qualche parte, su che tipo di pensieri ti stai concentrando?

7. Visitate un luogo che ha un significato per voi.

8. Praticate la meditazione dell'amore per voi stessi.

9. Alla fine della vostra giornata, stabilite dove vi sentite più "fuori" ed eseguite una meditazione di guarigione dei chakra per riportarvi in equilibrio.

10. Mangiate un pasto sano e passate una serata rilassante con gli amici e/o la famiglia.

11. Dormite bene.

12. Prendetevi cura del vostro corpo ascoltandolo quando vi grida che qualcosa non va.

13. Godetevi qualche indulgenza ogni tanto.

14. Trovate un momento nella vostra giornata per ballare o cantare.

15. Condividete i vostri sentimenti con un amico, un collega o un partner.

16. Offrite a voi stessi il tempo di fare qualcosa di creativo.

17. Fate qualcosa che avete avuto paura di provare.

18. Trascorrete del tempo nella natura.

19. Passare il tempo in acqua (bagni, nuoto, ecc.)

20. Dedicare del tempo a se stessi.

21. Registrate le vostre esperienze e tenete un diario dei vostri progressi.

22. Ascoltate le vostre parole mentre si avvicinano al riconoscimento nella vostra mente e scoprite ciò che la vostra mente vi sta dicendo; dove conduce (quale chakra)?

Ci sono così tanti modi per cercare la guarigione e l'apertura nei vostri centri energetici. Queste applicazioni sono solo l'inizio di come iniziare ad aiutare la vostra energia a cambiare ogni giorno. Più pratichi la comprensione della tua energia, più facile diventa ascoltare e rispondere a ciò di cui hai veramente bisogno, che vuoi e che chiedi di rimuovere e riequilibrare.

Cercate il modo di godere di queste applicazioni nella vostra vita, o trovatene alcune che non sono elencate qui e che funzionino davvero per voi. Il vostro viaggio è nelle vostre mani e la vostra energia è pronta a vibrare ad una frequenza più alta. Praticate l'amore per voi stessi, riportate l'equilibrio e l'armonia nella vostra vita, e fatelo ogni giorno!

CONCLUSIONE

Grazie per essere arrivati fino alla fine di questo libro. Speriamo che sia stato informativo e in grado di fornirvi tutti gli strumenti necessari per raggiungere i vostri obiettivi, qualunque essi siano. Il passo successivo è quello di iniziare a concentrarsi. Mettete in pratica le cose che avete imparato da questo libro. Comprendere che i vostri chakra hanno un ruolo importante in tutto ciò che fate e sentite è il primo passo per condurre una vita più sana e felice. I blocchi ai vostri chakra sono comuni e possono causare una varietà di disturbi fisici e mentali. Quando iniziamo a dedicarci a un sistema di chakra sano, possiamo guarire praticamente tutto ciò che non va in noi. L'energia è ovunque e il controllo dell'energia all'interno è fondamentale per la nostra vita. Anche passare il tempo a cercare i chakra bloccati è importante. Attraverso la meditazione, lo yoga e altre pratiche, eliminare i blocchi può diventare facile. Ci vuole ricerca e dedizione per assicurarsi di vivere la vita migliore possibile. Questo può essere fatto attraverso il bilanciamento dei chakra e permettendo all'energia positiva di passare attraverso il vostro sistema in modo fluido. Anche se il nostro sistema di chakra è piuttosto complesso, è anche molto semplice concentrarsi su di esso. Ci sono pratiche e rituali che possono aiutarvi nel vostro cammino verso la vera illuminazione. Aprire il terzo occhio e permettere alla tua energia di fluire fino al tuo chakra della corona richiederà del tempo; tuttavia, una volta che l'avrai fatto, capirai perché la tua dedizione ne è valsa totalmente la pena.